AF494124

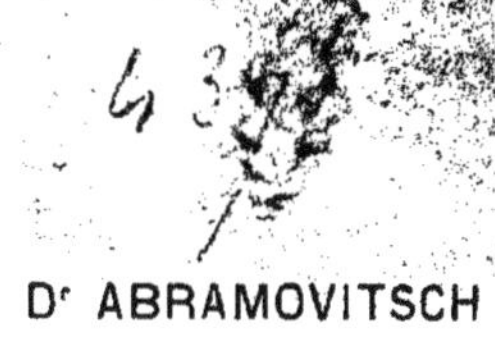

Dr ABRAMOVITSCH

CONTRIBUTION A L'ÉTUDE
DE
L'INTOXICATION
PAR
L'OXYDE DE CARBONE

LYON
A. STORCK & Cie, ÉDITEURS
1898

Dr ABRAMOVITSCH

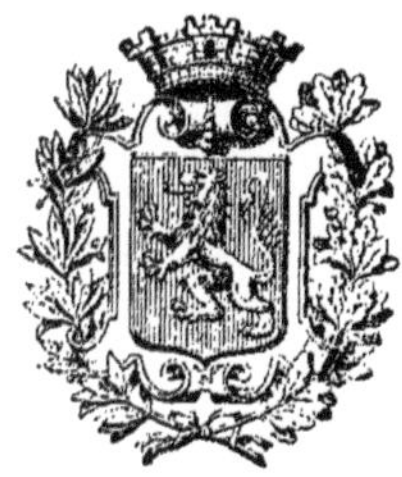

CONTRIBUTION A L'ÉTUDE DE L'INTOXICATION PAR L'OXYDE DE CARBONE

LYON
A. STORCK & Cie, ÉDITEURS
1898

INTRODUCTION

Bien que les signes de l'intoxication oxycarbonée soient connus depuis longtemps, de nombreux travaux publiés dans ces dernières années ont contribué à les mieux préciser et de plus ont permis de mettre en lumière certains faits, certains symptômes rares de l'intoxication aiguë ou chronique sur lesquels l'attention n'avait pas encore été appelée.

Après avoir compulsé avec le plus grand soin, aussi bien dans la littérature médicale étrangère que dans la littérature française, les divers travaux relatifs à l'oxyde de carbone nous avons relevé tous les faits intéressants qui ont été publiés dans ces dernières années de façon à présenter un tableau de l'état actuel de nos connaissances sur cette question qui touche de si près le clinicien. l'hygiéniste et le légiste. Parmi les nombreuses observations que nous avons lues. nous avons fait un choix sévère et nous en avons retenu un petit nombre parmi les plus significatives.

Avant d'aborder l'étude de notre sujet nous tenons à remercier M. le professeur Lépine de l'honneur qu'il nous fait en acceptant la présidence de notre thèse. Nous le prions aussi d'agréer l'expression de notre vive reconnaissance pour nous avoir indiqué un sujet aussi intéressant et nous avoir fourni des observations dont l'une en particulier est tout à fait remarquable.

Nous sommes aussi redevable à M. le professeur Pierret de communication d'une observation importante et nous ne saurions oublier de l'en remercier.

Quant aux maitres savants au dévouement desquels nous devons d'avoir pu mener à bien l'ensemble de nos études médicales, nous les prions tous de croire à nos sentiments de gratitude profonde pour les services qu'il nous ont rendus et pour l'indulgence et la bienveillance que nous avons toujours trouvées auprès d'eux.

HISTORIQUE

Les accidents produits par les gaz de la combustion incomplète du charbon étaient connus déjà très anciennement.

Boerhave avait déjà dit : *Vapor carbonum apoplexiam producit.*

Mais c'est au XVIIIe siècle que nous trouvons mentionnés seulement d'une manière précise les accidents qui vont nous occuper.

Portal publie en 1775 un travail intitulé : *Observations sur les effets des vapeurs méphitiques sur le corps de l'homme*, où il mentionne quelques accidents.

Un peu plus tard ses deux élèves, Troja et Carminati, publient les résultats de leurs expériences dans un livre intitulé : *Mémoire sur la mort des animaux suffoqués par la vapeur du charbon allumé et sur les moyens pour les rappeler à la vie.*

Marye, médecin attaché à la constatation des décès, a résumé en 1837 des observations sur l'asphyxie par la vapeur de charbon.

En 1839, Bourdon, dans sa thèse inaugurale, étudie les paralysies.

Félix Leblanc, en 1842, a fait ses premières recherches sur la viciation de l'air par la combustion du charbon.

En 1854, Chenot publie un article : *Note sur CO considéré comme poison* où il donne une explication chimique de l'action de CO sur l'économie.

Vers cette époque Leudet (de Rouen) fait paraître dans les *Archives de médecine* une observation de paralysie ascendante à la suite de l'empoisonnement par l'oxyde de carbone.

En 1857, Cl. Bernard, dans son livre sur *les Effets des substances toxiques et médicamenteuses*, étudie l'action des vapeurs de charbon.

Tourdes, qui en 1853 avait démontré et analysé les propriétés anesthésiques de l'oxyde de carbone, rappelle, dans un mémoire lu à l'Académie des sciences en 1857, les accidents et les symptômes d'anesthésie qu'on observe chez les ouvriers employés dans les hauts-fourneaux où CO est employé comme corps réducteur pour certaines opérations métallurgiques.

En 1865, Leudet (de Rouen) étudie de nouveau les troubles des nerfs périphériques et des nerfs vaso-moteurs à la suite de l'intoxication par l'oxyde de carbone et donne, à l'appui, des observations personnelles recueillies à l'Hôtel-Dieu de Rouen.

Stokes découvre la bande ou la raie caractéristique de l'hémoglobine réduite.

Klebs, en 1864, publie un article où il expose sa théorie de l'action de l'oxyde de carbone sur les animaux et sur les hommes.

Friedberg, en 1868, fait paraitre une étude clinique sur les intoxications oxycarbonées, *Die Kohlendunstvergiftung*, Berlin 1868).

En 1875 apparaît le travail de Cl. Bernard sur *les Anesthésiques et l'Asphyxie.*

Faure, en 1875, étudie expérimentalement l'anesthésie qui succède à l'asphyxie (*Arch. gén.*).

Bourru, en 1877, publie un cas très net de névralgie après exposition aux vapeurs de charbon (*Arch. de méd.*, nov.).

M. Brissaud, dans sa thèse d'agrégation (1886), étudie les paralysies toxiques.

Moreau (de Tours) étudie les troubles intellectuels dus à l'intoxication lente par CO.

Parmi les auteurs qui ont publié des observations il faut citer : Lancereaux, Knapp, Brouardel, Comby, Rendu, Poelchen, Leudet, Borsari, Musso, Jacoby, Rokitansky, Litten, Schwerin, Koren, Barthélemy et Magnan, etc., et dans ces dernières années Behr (1), Scott (2), Finkelstein (3), Lande (4), Motet (5), Audry (6) Forster (7), etc.

Le professeur Kobert a publié, en 1893, son ouvrage sur les intoxications.

En 1896, le professeur Brouardel fait paraître son livre sur *les Asphyxies par les gaz, les vapeurs et les anesthésiques*.

(1) *Wien. med. Woch.*, n° 40, 1896.
(2) *Lancet*, 25 janvier 1897.
(3) *Jahrb. f. Psych.* 116-1896.
(4) *Jour. méd.*, Bordeaux, 20 décembre 1897.
(5) *Ann. d'hyg.*, III, 1894.
(6) *Lyon méd.*, III, 1897.
(7) *Brit. med. Jour.*, VII, 1898.

ÉTIOLOGIE

Conditions générales des intoxications par CO

L'oxyde de carbone a été découvert vers la fin du siècle dernier par Priestley ; Cruikshank, Clément et Desormes en ont établi la véritable composition. Il se produit :

1° Lorsqu'on brûle le charbon à une haute température et que l'oxygène ne se trouve pas en quantité suffisante pour la transformation en CO^2 ;

2° Lorsque CO^2 est mis en contact à une haute température avec du charbon, de l'hydrogène, des métaux ou autres corps capables de lui enlever la moitié de son oxygène : c'est ce qui a lieu, par exemple, dans la carbonisation du bois et de la houille ;

3° Lorsqu'on fait passer de la vapeur d'eau sur du coke ou du charbon de bois chauffés au rouge, il se forme en même temps de l'oxyde de carbone, de l'hydrogène et CO^2 ;

4° Dans les opérations métallurgiques, la réduction des oxydes métalliques, à une haute température, donne naissance à de l'oxyde de carbone, seul ou accompagné d'acide carbonique ;

5° Dans la distillation sèche d'un grand nombre de combinaisons organiques, il se forme de l'oxyde de carbone (Calvert).

Préparation. — Il existe plusieurs modes de préparation de CO dans les laboratoires :

1° On calcine dans une cornue de grès un mélange intime d'oxyde de zinc et de charbon (Priestley)

$$ZnO + C = CO + Zn$$

2° On fait passer lentement un courant de CO^2 à travers un long tube de porcelaine chauffé au rouge et rempli de charbon ;

3° On chauffe dans un ballon de l'acide oxalique avec cinq ou six fois son poids d'acide sulfurique concentré. Ce dernier s'empare de l'acide oxalique, lequel ne pouvant exister sans eau, se décompose en volumes égaux de CO et de CO^2, qui est retenu par la potasse caustique en solution qu'on fait passer à travers le mélange

$$C^4H^2O^8 = 2CO + 2CO^2 + 2HO$$

Propriétés physiques et chimiques. — L'oxyde de carbone est un gaz inodore, incolore ; il n'a pas été encore liquéfié. Il brûle avec une flamme bleuâtre caractéristique et se transforme en CO^2, reconnaissable à son action sur l'eau de chaux. On voit cette flamme quand la combustion du charbon se fait, dans les fourneaux, sous l'influence d'une quantité insuffisante d'O. L'oxyde de carbone est plus léger que l'air ; sa densité est = 0,967 : il est neutre et sans réaction sur la teinture de tournesol ni sur l'eau de chaux. Sa solubilité dans l'eau est très faible, ce liquide n'en dissout qu'un dixième de son volume ; mais il se dissout en quantité considérable dans une solution de sous-chlorure de cuivre ammoniacal.

Composition. — La composition de l'oxyde de carbone est exprimée par la formule $CO = 2$ volumes.

Dans l'intoxication par CO, il peut y avoir crime, suicide ou accident.

I. — L'intoxication criminelle par l'oxyde de carbone est, du reste, rare. Les conditions dans lesquelles elle se présente : plusieurs individus, une famille entière se suicidant en commun.

II. — Les intoxications-suicides sont, au contraire, malheureusement trop nombreux. Ce genre de mort, plus rare en Allemagne et presque inconnu en Autriche et en Angleterre, s'explique aisément par la facilité avec laquelle on peut se procurer le classique réchaud et du charbon pour arriver au but sans éveiller le moindre soupçon. On a constaté que les départements où l'on consomme le plus d'alcool sont aussi ceux où l'on voit le plus grand nombre de suicidés ; la grande majorité de ces derniers sont des alcooliques invétérés.

III. — Enfin nous arrivons aux intoxications accidentelles, qu'on distingue en aiguës et chroniques.

Les premières sont dues ordinairement à des négligences, à des imprudences commises, d'après le professeur Brouardel.

1° *Soit en plein air.* — Ce sont en général des malheureux qui s'endorment dans les champs sur les fours à chaux pour se réchauffer, en hiver, ou les fondeurs dans les hauts-fourneaux, desquels se dégagent des torrents de CO, ou encore des employés des usines à gaz, par suite des fuites intenses de gaz d'éclairage.

2° *Soit en espaces clos.* — Le plus grand danger de l'intoxication oxycarbonée tient aux procédés de chauffage employés dans les espaces plus ou moins clos. Tels sont les braseros du midi de l'Europe, les chaufferettes, les cheminées à tirage insuffisant ou par manque d'appel, la combustion lente des solives et des vieilles poutres enflammées au contact d'une cheminée, les poêles fixes (lorsque pour rendre la combustion plus lente et conserver la chaleur on ferme intempestivement la clef), les poêles mobiles à tirage insuffisant (dangereux non seulement pour les pièces où ils se trouvent, mais encore pour les pièces voisines ou superposées.

D'autres circonstances donnant lieu à cette intoxication sont :

La combustion des briquettes de charbon pour chauffer les voitures ;

Les incendies, surtout des théâtres ;

Le gaz d'éclairage provenant de la rupture d'un tuyau filtre à travers le sol, perd son odeur caractéristique et se répand ainsi dans les maisons ;

Les explosions de grisou dégageant une quantité énorme de CO sont une cause principale de la mort des mineurs.

Les intoxications chroniques accidentelles sont dues au séjour prolongé pendant des mois et des années dans certains milieux confinés où CO se forme en grande abondance et d'une façon permanente. Nous aurons encore à revenir sur ces intoxications chroniques.

On voit donc que les circonstances dans lesquelles a lieu le dégagement de l'oxyde de carbone sont des plus variées. La présence d'une plus ou moins grande quantité de ce gaz, la lenteur, la brusquerie de son dégagement, la permanence de la cause d'intoxication, la durée du séjour dans l'atmosphère viciée, la résistance de l'individu, son besoin plus ou moins grand de respirer, la quantité d'air pur et d'oxygène qui lui est nécessaire nous rendent compte des empoisonnements aigus ou chroniques qui succèdent à l'absorption du gaz.

PHYSIOLOGIE PATHOLOGIQUE — PATHOGÉNIE

Les anciens expérimentateurs, tels que Portal, Troja et autres, n'ont pas pu arriver à découvrir la vraie cause de la mort par la vapeur de charbon. C'est à la science moderne, c'est-à-dire à la physiologie appliquée à la médecine, qu'est échue la bonne fortune de trouver une explication rationnelle et scientifique. Dans les vapeurs de charbon — résultat de la combustion incomplète — il faut considérer plusieurs éléments et examiner le rôle de chacun d'eux dans l'acte de l'asphyxie. D'après M. Leblanc, la composition de l'air sortant d'une fournaise contenant du charbon en ignition est la suivante :

Oxygène.	=	19,79
Azote	=	75,02
Acide carbonique	=	4,61
Oxyde de carbone	=	0,54
Hydrogène carboné. . . .	=	0,04
		100,00

Mais les expériences ont montré que l'azote quoique irrespirable est inoffensif par lui-même et l'action de CO^2 sur l'économie n'est pas réellement toxique et plutôt purement physique en empêchant l'absorption de l'oxgène (Cl. Bernard). Si en effet, CO^2 était l'agent actif de ces empoisonnements quand l'asphyxié serait revenu à lui-même, le sang s'oxygénerait de nouveau et les fonctions de l'hématose et de la respiration s'accomplissant d'une manière normale, on ne constaterait pas les localisations paralytiques tardives que nous avons à étudier. Quant à l'hydrogène carboné, Cl. Bernard a prouvé que c'est un gaz simplement irrespirable : les animaux plongés y meurent par suffocation et par privation d'air ou d'oxygène, mais ne sont pas empoisonnés. Par conséquent, les accidents imputables aux vapeurs de charbon le sont grâce à la présence de CO qui est un gaz éminemment toxique même à de très faibles doses (1 millième d'après Leblanc). Mais c'est encore à Cl. Bernard que revient le mérite non seulement d'expliquer l'action de CO sur les éléments constitutifs de l'organisme, mais encore d'en donner le mécanisme physico-chimique.

L'ACTION SUR LE SANG. — Les expériences mémorables de Cl. Bernard ont bien prouvé que CO agit sur le sang et lui fait perdre ses propriétés physiologiques fondamentales : 1° *d'absorber l'oxygène et de le transporter dans l'économie ; 2° d'entretenir la vitalité des tissus.* D'après M. Gréhant une certaine quantité de sang veineux non intoxiqué ayant été pris sur un chien a absorbé 5.5 d'oxygène et exhalé 3,0 d'acide carbonique ; et le sang pris dans le même vaisseau après l'intoxication par CO n'a plus absorbé que 1,3 d'oxygène et exhalé 0.5 d'acide carbonique. Quant à savoir sur quel élément se localise l'action primitive et spécifique du poison, les expériences nous prouvent que c'est particulièrement sur les globules rouges considérés avec raison comme organes de perfectionnement ayant pour fonction de faciliter les échanges continuels entre l'atmosphère liquide qui baigne tous nos tissus et l'atmosphère gazeuse qui nous entoure et que nous respirons grâce à la présence d'une substance albuminoïde (hémoglobine). Il résulte des travaux de Hoppe-Seyler (chimiste-physiologiste) que c'est à l'hémoglobine renfermant la matière colorante et le fer qu'on doit le plus grand rôle dans les phénomènes de l'hématose : elle dissout, fixe l'oxygène de l'air avec lequel elle forme une combinaison faible. Mais son affinité pour CO est plus grande, de telle sorte que ce dernier chasse l'oxygène de sa combinaison et se substitue chimiquement à lui volume à volume en formant ainsi une nouvelle combinaison qui empêche l'oxygène de se fixer sur les globules rouges. Si dans ces conditions l'action du gaz délétère a été assez prolongée pour s'exercer sur une partie notable de la masse du sang, la mort est alors inévitable. Les effets toxiques de CO se font sentir rapidement car il lui faut un temps très court pour se fixer sur la majeure partie des globules. Les expériences de Gréhant ont établi que sous l'influence des mouvements respiratoires le sang absorbe ce gaz avec une vitesse considérable : quand l'atmosphère respirée renferme 10 p. 100 de CO, le sang en renferme déjà 4 p. 100 au bout de 10" à 25" et de 1'15" à 1'30" le sang renferme de 18 à 19 p. 100 de gaz toxique. A ce moment la mort devient inévitable.

L'oxyde de carbone ne borne pas son action à l'hémoglobine du sang en créant l'insuffisance globulaire. Il agit comme agent réducteur sur presque tous les tissus de l'économie. Il déplace l'oxygène dans les molécules albuminoïdes qui forment le protoplasma des cellules de l'organisme (Dreser).

Comment se produisent les accidents nerveux ? car ce sont eux qui sont les plus importants dans l'intoxication qui nous occupe.

Plusieurs théories ont été données, ce qui prouve qu'il serait peut-être trop hasardeux dans l'état actuel de la science d'avoir une opinion fixe pour tous les cas sur la pathogénie de toutes les lésions qu'on peut rencontrer dans le cours d'une intoxication par CO.

Un certain nombre d'auteurs, Cl. Bernard (1), Hoppe-Seyler (2), Pakrovsky (3), Friedberg (4), attribuent toutes les manifestations morbides à l'asphyxie résultant de la privation d'oxygène, en se basant sur ce fait bien connu que CO se substitue à l'oxygène dans l'hémoglobine volume par volume en formant une combinaison plus stable qui empêche l'oxygénation du sang. Cependant on connaît des faits multiples où plusieurs sujets soumis à l'action des vapeurs de charbon dans les mêmes conditions, les uns n'en étaient pas incommodés ; les autres au contraire, y succombaient plus ou moins rapidement.

Il y a quelque dizaine d'années Sibenhaar et Lehman (5) ont prétendu que CO agit à la manière d'un narcotique sur les organes du système nerveux central. Mais les expériences de Bochefontaine et Courty (6) sur

(1) Leçons sur les effets des substances toxiques. Leçons sur l'asphyxie.
(2) Virchow's *Arch.* Bd. 11.
(3) Virchow's *Arch.* Bd. 30.
(4) *Die Kohlendunstvergiftung*, Berlin 1858.
(5) *Die Kohlendunstvergiftung.*
(6) *Gaz. de Paris*, 1875, 50.

les animaux plaident contre une action narcotique centrale.

Un mot seulement sur l'hypothèse de Heineke basée sur un nombre restreint de faits d'après laquelle hypothèse la mort dans l'intoxication par CO est due aux effets d'une fermentation toxique qui résulterait de la décomposition des globules blancs.

Mais la théorie la plus capable d'expliquer un certain nombre de lésions consécutives à l'intoxication oxycarbonée est celle de Klebs (1) basée sur les expériences sur les animaux et qui avait soulevé beaucoup de discussions à son apparition. Cet auteur a constaté les troubles circulatoires caractérisés par une injection forte des vaisseaux plus ou moins altérés et les inflammations parenchymateuses de différents organes aboutissant à la dégénérescence graisseuse et à la nécrobiose.

Cette congestion intense constante, vue aussi par Cl. Bernard et d'autres encore était favorisée par la non-coagulabilité du sang vicié. Ce sang ainsi accumulé dans les parties superficielles produit ces taches rouges ou violacées sur la peau des asphyxiés; accumulé dans le système cérébro-spinal, il peut facilement exercer une influence sur le cerveau, les nerfs ou les muscles, et donner lieu aux accidents immédiats de l'asphyxie par le charbon et aux paralysies consécutives.

Pour les paralysies persistantes, il en est ici comme de la plupart des autres paralysies toxiques : la rareté des autopsies est un grand obstacle pour en déterminer la nature; de même aussi, on a échoué à les produire expéri-

(1) Virchow's *Arch*. Bd. 32.

mentalement. D'autre part, on ne peut pas admettre que le sang puisse rester stupéfiant pour certaines parties du corps, lorsque toutes les autres reviennent à l'état normal. Dans certains cas la persistance d'une lésion peut bien faire croire à un désordre particulier du centre nerveux cérébro-spinal. C'est ainsi que Cl. Bernard, Klebs, Bourdon expliquent certaines paralysies par une congestion plus ou moins persistante allant même jusqu'à produire une inflammation de différentes parties du système nerveux. Gombault dans ses expériences sur l'intoxication saturnine n'a réussi qu'à produire des névrites qui constituent la base de la théorie périphérique de la paralysie saturnine.

A Leudet revient le mérite d'expliquer par des névrites les paralysies oxycarbonées : c'est par l'inflammation des nerfs périphériques qu'il expliquait les troubles du mouvement, de la sensibilité et de la nutrition.

Cette opinion a été ultérieurement confirmée par Alberti dans un cas avec autopsie, de même que par M. Brissaud. Ces auteurs donnent comme caractères de ces paralysies oxycarbonées d'origine périphérique leur limitation fréquente à un nerf ou à un groupe musculaire ayant la même innervation), leur localisation si commune sur les extenseurs du pied et de la main, la coexistence de troubles trophiques variés et de troubles de la sensibilité, enfin la disparition de la contractibilité faradique et dans un cas (Debove), la réaction de dégénérescence. M. Rendu va même plus loin : après avoir rapproché son cas de paralysie des extenseurs de la jambe, de l'avant-bras et du nerf facial du même côté de deux cas de Laroche où l'occlusion incomplète de l'œil du côté atteint d'hémiplégie a été signalée, se demande si pour expliquer cette distribution unilatérale des paralysies périphériques, on ne pourrait pas admettre l'hypothèse d'une névrite centrale qui porterait sur les origines intra-crâniennes des nerfs.

Klebs pour expliquer les névrites périphériques partielles admet que les éléments frappés de nécrobiose agissent comme agents d'irritation et d'inflammation sur les parties voisines.

Mais on ne peut pas généraliser : à côté des cas où cette origine des névrites n'est pas douteuse par action directe du poison sur les nerfs à la manière de l'alcool, du poison diphthérique et quelquefois même à la suite de l'ingestion du saucisson gâté, — comme le prouve le cas de Lytten où il s'agit d'une paralysie simultanée des nerfs médian, radial, cubital, il y a d'autres cas où une autre explication basée sur les données de la physiologie et de la pathologie trouverait place. En effet, la physiologie nous enseigne que la conductibilité d'un nerf dont on a produit la constriction circulaire diminue d'abord puis augmente ; la pathologie, que la compression prolongée d'un tronc nerveux le rend incapable au fonctionnement ultérieur. A un degré moindre ces effets donnent lieu au fourmillement et à l'engourdissement du pied et de la main, effets qui s'observent du côté des nerfs non protégés par les masses musculaires et graisseuses siégeant aux membres les plus mobiles. Dans deux cas (Leudet, Alberti) l'autopsie a montré du côté des nerfs ischiatiques des lésions de névrite siégeant sur des points symétriques : la sortie du nerf de l'échancrure ischiatique où ces nerfs peuvent être facilement lésés par un agent extérieur, compression soit du bord du lit, soit d'une partie du squelette (épine et tubérosité ischiatiques, petit trochanter, etc.) donnant ainsi lieu à des troubles dans le domaine de ce nerf.

On a également tenté d'expliquer ces paralysies par les altérations que subit le sang sous l'influence de l'oxyde de carbone. Nous savons que le sang oxycarboné est devenu impropre au parfait fonctionnement par altération des globules sanguins donnant ainsi lieu à une anémie d'une espèce particulière, une *fausse anémie*, dont les effets sont identiques à ceux de l'anémie vraie. Ici les globules conservent leur nombre et leur coloration normale, mais ne pouvant plus fixer l'oxygène, ils cheminent comme des corps inertes, inutiles aux échanges nutritifs. Il y a donc une anémie non pas par insuffisance numérique mais par insuffisance fonctionnelle des globules sanguins. L'organisme tout entier et surtout le cerveau sont frappés d'abord dans leurs éléments les plus délicats. Le fonctionnement vicieux du système nerveux explique ainsi ces phénomènes d'insensibilité, de parésie, même de paralysies fugaces et de névralgies. Cette théorie serait peut-être d'autant plus probable qu'à cette anémie fonctionnelle vient s'ajouter l'anémie vraie par insuffisance globulaire comme l'ont montré les recherches de Cl. Bernard et de Kelsch (ce dernier trouvant dans un cas 1,500,000 globules rouges par millimètre cube). Il n'y a donc rien d'étonnant que dans l'intoxication chronique le malade se trouve dans la situation d'un anémique vrai ce qui explique l'apparition tardive, la ténacité et la récidive des accidents après que ce poison a été éliminé du sang : ne voit-on pas assez souvent la paralysie saturnine ou alcoolique se montrer longtemps après que l'individu a été soustrait à l'action du poison ?

Les paralysies carbonées peuvent-elles avoir une origine cérébrale ? Le fait est démontré par les observations d'hémiplégie où l'autopsie a fait reconnaître l'existence d'un ramollissement du cerveau. Il n'y a pas eu là une simple coïncidence, car dans ses expériences Klebs et plus tard Poelchen (1) trouvent d'une façon certaine d'abord une injection accentuée des vaisseaux du cerveau et des méninges avec épanchements sanguins et enfin le ramollissement, lésions dépendant des troubles de nutrition des centres nerveux.

Plus récemment Becker (2) a publié un cas de sclérose en plaques à la suite d'une intoxication par le gaz d'éclairage et il fait voir que c'est bien ce poison qui agit comme toutes les affections infectieuses et qui est la cause de la lésion cérébrale constituée, d'après l'auteur, par de petites hémorragies et des ramollissements soit hémorragiques soit ischémiques. Enfin Rokitansky (3) a fait voir que ces mêmes lésions peuvent siéger encore dans la moelle épinière et donner ainsi le tableau de poliomyélite.

De même, Golding Bird a constaté des épanchements sanguins ou séreux, localisés ou généralisés, dans les ventricules latéraux ou entre les méninges, et qui par leur action mécanique doivent forcément amener une compression persistante de la substance cérébrale.

(1) *Zur Aetiologie der Gehirnerweichung nach Kohlendunst vergiftung nebst einigen Bemerkungen zur Hirnquetschung* : *Virch. Arch.* Bd. 112

(2) *Deutsch. med. Woch.* n° 26, 1889.

(3) *Wien. med. Presse*, n° 52, 1889.

Les troubles trophiques et vaso-moteurs peuvent être attribués à des désordres considérables dans la circulation des capillaires. Renaut (de Lyon) explique ainsi les lésions décrites par lui sous le nom d'urticaire gangréneuse (macules rosées, des plaques d'œdème, des phlyctènes, etc.) : « la production progressive de la gangrène du tégument en passant par la congestion vasculaire, l'œdème et la phlyctène, et quand les lésions sont durables gangrène par compression secondaire des vaisseaux. » De multiples raisons militent en faveur de l'origine nerveuse de ces lésions : les taches rouges, les zones d'ischémie sont des troubles vaso-moteurs, c'est-à-dire d'origine nerveuse, ainsi que la régularité d'apparition, etc. Il s'agit là probablement des névrites toxiques analogues à celles qu'on observe dans le saturnisme, l'hydrargyrie, etc., mais plus difficiles à expliquer et à rapprocher d'une lésion définie. Ce fait prouve de plus la dissociation possible des phénomènes de trophisme pur et des signes ordinaires des névrites. Des nerfs peuvent donc être influencés dans leurs propriétés trophiques et rester intacts dans leurs propriétés motrices ou sensitives. Ceci veut-il dire qu'il y a des fibres nerveuses exclusivement trophiques ? Le fait est possible mais non démontré (Rendu).

S'agirait-il de troubles trophiques hystériques ? On sait d'une part que l'hystérie est capable de produire des troubles trophiques sans lésions nerveuses, du moins décelables par les méthodes actuellement connues, et d'autre part l'intoxication oxycarbonée est un des nombreux agents provocateurs souvent immédiats de la névrose. Cela nous conduit à penser qu'il y aurait peut-être, dans certains cas, lieu de songer à l'hystérie.

M. le professeur Charcot (1) a démontré par l'étude clinique et expérimentale des paralysies hystéro-traumatiques que deux éléments étaient nécessaires pour la production de ces troubles d'origine psychique, à savoir : 1° un état mental spécial ; 2° un traumatisme qui est l'agent provocateur de la paralysie. L'état mental spécial qui prépare le terrain sur lequel va agir le traumatisme est réalisé dans des conditions très diverses, mais ayant toutes comme caractère commun la torpeur de la vie psychique, l'obnubilation de la conscience. Ainsi se trouve constituée une modification mentale grâce à laquelle les suggestions se réalisent facilement, et le passage de l'idée à l'acte se fait d'une façon automatique. Tels sont l'état mental, en outre de la période somnambulique du grand hypnotisme, des hystériques (Charcot), des alcooliques (Magnan), des surmenés (Tood), tous les états consécutifs aux chocs nerveux (*nervous shock* des Anglais), produits par les émotions (Pagge), par le chagrin, par les intoxications (alcool, plomb, sulfure de carbone, etc.). Si tous ces états agissant comme agent provocateur peuvent engendrer l'hystérie qui se manifesterait alors par des troubles paralytiques, pourquoi n'en serait-il pas de même de l'intoxication oxycarbonée ? Malheureusement la plupart des observations sont muettes sur l'état de la sensibilité générale de même que sur celui des organes des sens. Cependant il y a des cas où il semble que l'on peut soupçonner l'hystérie. Baur (2) a publié un cas d'hémianesthésie et d'hémiplégie du même côté succédant au coma avec intégrité de la face — guérison rapide ; on connaît

(1) Leçons du mardi, 1889.
(2) *Würtembergischer Correspondenzblatt*, 1868, 30.

deux observations de Laroche (1) dont une analogue à celle de Baur, l'autre où il y avait encore une déviation extrême de la langue.

D'autre part l'oxyde de carbone agissant sur un terrain prédisposé dont la résistance a été amoindrie soit congénitalement soit accidentellement réveille l'hystérie jusque-là latente. Il est peu vraisemblable qu'un cerveau qui par un trauma psychique (frayeur, chagrin, intoxication) a perdu autant de son équilibre qu'il en résulte des crises hystériques, n'eût pas fonctionné anormalement déjà avant l'accident. Plus loin nous exposerons l'histoire d'un malade manifestement hystérique de Charcot chez qui l'intoxication par CO a déterminé l'astasie-abasie, de même que celles de Itzigsohn (2) et de Behr (3). De même, Laroche cite une observation où CO détermine une paralysie générale de la sensibilité à la douleur et au contact, excepté à la partie antérieure de la poitrine, au cou et à la face. Au bout de six jours il ne restait qu'une anesthésie légère en plaques.

La névrose dont l'apparition est provoquée par CO donnera lieu à des troubles sensitifs, à des troubles moteurs ; il est aussi naturel d'admettre qu'elle amènera à sa suite des paralysies. M. Boulloche (4) va même plus loin en admettant que le coma qui marque le début des accidents serait une variété « d'apoplexie hystérique » dont le cas suivant peut servir d'exemple (Passelt) : à la suite d'une asphyxie une jeune fille perd la connaissance

(1) Laroche, thèse de Paris, 1868.
(2) *Virch. Arch.* Bd. 14.
(3) *Wien. clin. Woch.* n° 40, 1896.
(4) *Arch. de Neurol.*, XX. 1890.

pendant vingt-quatre heures mais ensuite succèdent des accès spasmodiques : à l'examen on constate de l'anesthésie des ovaires, un état anémique, une grande faiblesse, etc., alternant avec une santé parfaite.

Parmi les autres organes, en dehors du système nerveux, qui peuvent être affectés par le charbon, quoique beaucoup moins fréquemment, il faut citer en première ligne le poumon. Klebs tient cette complication comme tout à fait accidentelle et antérieure à l'intoxication, tandis que pour Friedberg il y a là une action irritative directe du gaz sur les voies respiratoires. Klebs dans un cas a trouvé l'hépatisation du lobe inférieur gauche, d'où la compression, de même que des grosses bronches, a fait sortir un liquide trouble contenant des parcelles alimentaires. Alors ne pourrait-on pas expliquer ce fait par la pénétration des débris alimentaires dans les voies respiratoires pendant l'acte inspiratoire qui suit le retour à la vie, débris accumulés au niveau de la glotte par les efforts de vomissement et desquels les malades ne peuvent se débarrasser par la toux à cause de la perte de connaissance (Aspirations-pneumonie, *Schluck Pneumonie* des Allemands).

Furbringer cite des cas de malades échappés aux dangers de l'asphyxie proprement dite et succombant plus tard à des affections secondaires dues aux produits de la distillation sèche qui entrent dans la composition de la fumée des objets incendiés. Cet auteur a vu dans ces cas de l'œdème inflammatoire du larynx, de la bronchite purulente et chez les enfants de la laryngite croupale, de sorte qu'on était obligé de faire la trachéotomie. La combustion du bois, de la paille, celle des vêtements et des étoffes semblent particulièremeut dangereuses sous ce rapport.

ANATOMIE PATHOLOGIQUE

L'autopsie des sujets morts soit immédiatement, soit un temps plus ou moins long après l'intoxication par CO nous fournit des résultats absolument semblables à ceux que nous révèle la pathologie expérimentale. Ces lésions, sauf celles tirées de l'examen du sang, sont peu caractéristiques. Le sang du cadavre carboné est rutilant comme le sang artériel et conserve longtemps cette apparence (Cl. Bernard), d'où ces taches rosées observées non seulement sur les parties déclives, mais même en dehors du siège ordinaire des lividités cadavériques. L'examen spectroscopique pratiqué non seulement immédiatement, mais quarante-huit heures (Ogier et Socquet) et même quatre-vingt-seize heures (Pouchet) après l'intoxication permet de constater la présence de CO dans le sang. A l'état normal le sang présente entre les raies D et E du spectre deux bandes d'absorption, l'une dans le jaune, l'autre dans le vert. Quand le sang est chargé de CO, ces bandes existent encore et sont seulement situées un peu plus à droite, mais, fait capital, lorsqu'on fait agir sur ce sang vicié un corps réducteur (sulfhydrate d'ammoniaque, hyposulfite de soude, etc.), ces bandes ne s'effacent pas ou plutôt ne se fusionnent pas en formant la *raie de Stokes*, ce qui se produit quand le corps réducteur agit sur un sang normal.

Dans le cas d'hésitation l'analyse chimique démontrera directement la présence ou l'absence de l'oxyde de carbone dans le sang. M. Falk prétend avoir décelé CO dans les muscles lorsque le sang a été déjà putréfié. De plus, les cadavres oxycarbonés se putréfient moins rapidement que les autres et conservent plus longtemps la rigidité cadavérique.

Du côté des viscères, comme cœur, poumons, foie, rate, muscles, etc. on trouve des lésions qu'on constate ordinairement dans les intoxications de diverses causes. Cependant, d'après M. Lacassagne (de Lyon), on trouve dans les parties superficielles et surtout dans les lobes supérieurs des poumons une lésion décrite par lui sous le nom d'*œdème carminé* qui consiste en zones claires et zones obscures. Quelques auteurs signalent comme lésions constantes : ecchymose pleurale, noyaux de broncho-pneumonie, congestion pulmonaire, apoplexie, emphysème. D'autres ont signalé encore des hémorragies sur la muqueuse gastro-intestinale.

Beaucoup plus intéressantes sont les lésions du système nerveux central et périphérique.

La *névrite périphérique* à laquelle on rapporte la plupart des paralysies consécutives a été constatée pour la première fois en 1857 par Leudet (de Rouen) (1) à l'autopsie d'un malade ayant présenté les symptômes de la paralysie ascendante aiguë, qui avait débuté par les mem-

(1) *Arch. gén.*, mai 1865.

bres inférieurs. Il avait trouvé le nerf sciatique gonflé, son névrilemme injecté. La névrite a été constatée encore par Leudet, Klebs (1), Arnozan et Dallilet (2), Alberti (3), dans les cas où il existait des troubles trophiques (escarres) sans paralysies concomitantes.

La périnévrite a aussi été observee (Bourdon).

Cusco (4) a vu la névrite du nerf optique.

Les lésions de la névrite oxycarbonée ne diffèrent pas de celles de la névrite en général ; c'est une névrite parenchymateuse caractérisée par la segmentation en boules de la myéline, par la prédominance numérique de petits tubes monilliformes sur les gros tubes à gaine de myéline continue, la présence de nombreuses gaines vides dans les faisceaux (Brissaud). Or l'on sait combien il est difficile et délicat de dire si une gaine vide de myéline contient encore ou non son cylindre-axe.

Lésions nerveuses centrales. — Dans l'intoxication par CO, c'est surtout dans l'encéphale qu'on trouve des lésions à propos desquelles Boerhaave avait dit le premier : *Vapor carbonum producit apopleriam.* Les premiers travaux à ce sujet ont été rapportés par Portal, Bourdon (1843), mais c'est les recherches de Klebs et surtout Poelchen (5), après une étude des douze cas connus dans la science, qui ont contribué à mieux les faire connaitre.

Parmi les altérations cérébrales la plus constante et la première en date est l'hyperémie des vaisseaux : les

(1) *Berlin. Klin. Woch.*, n° 8, 1864.
(2) *Journ. de méd. de Bordeaux.*
(3) *Deutsch. Zeitsch. f. Chirurgie*, XX, 1884.
(4) In thèse Vialettes, 1895, Paris.
(5) *Berl. Klin. Woch.* 1882, 26, VI

artères, les veines et les capillaires du cerveau et des méninges sont sinueux et gorgés de sang liquide. Exceptionnellement, elle fait défaut, ou même est remplacée par une anémie.

Cette dernière est-elle due à la composition particulière du gaz ou encore à d'autres facteurs, comme la durée de l'intoxication, etc. ? On ne sait rien à ce sujet.

A côté de cette congestion généralisée, on trouve de petits épanchements sanguins, *apoplexies capillaires* (Klebs), au niveau des noyaux d'origine, plus rarement dans l'écorce cérébrale.

Mais la lésion la plus caractéristique, celle qu'on peut observer chez les sujets ayant eu des hémiplégies soit précoces, soit tardives, est le ramollissement. Il siège presque toujours dans les zones motrices soit au niveau des circonvolutions, soit au voisinage de la capsule interne et des corps striés, de dimensions variables, allant d'un noyau de cerise à un œuf de pigeon. Klebs les explique par une dégénérescence graisseuse de la tunique interne des vaisseaux, comme dans l'intoxication phosphorée, par une dilatation paralytique des artérioles du cerveau, stase sanguine, déterminant une mortification des parties nourries par les vaisseaux dilatés.

Une autre théorie expliquerait le ramollissement par un autre processus analogue à celui de l'embolie : il y aurait un véritable infarctus dû à l'oblitération du vaisseau nourricier par des globules rouges extravasés dans la tunique adventice. D'après Lancereaux, CO ne détermine pas seulement l'altération du globule rouge, mais modifie encore cet élément de façon à obstruer les petits vaisseaux et à produire des thromboses et des embolies.

Comme lésions spinales a été signalé le cas de polio-myélite cité par Rokitansky (1), unique dans la science. A l'autopsie on a trouvé comme lésions spéciales : la substance médullaire présentait comme l'écorce une teinte jaune rougeâtre ; la substance grise spinale, spécialement dans les cornes antérieures, était semée de petits points apoplectiques ; le segment cervical de la moelle, surtout à gauche, et la partie supérieure du segment dorsal à droite présentaient des foyers de ramollissement gris rougeâtre.

---

(1) *Wien. med. Press.*, n° 52, 1888.

SYMPTOMES

Dans l'intoxication aiguë on doit distinguer les accidents immédiats et les accidents consécutifs, ces derniers étant plus intéressants à connaître pour le praticien, car il est bien peu de personnes ayant survécu qui ne présentent quelque accident par la suite.

A. — ACCIDENTS PRIMAIRES, IMMÉDIATS

M. Brouardel (1) les divise en trois phases successives :

La première se traduit d'abord par une *céphalalgie* intense avec sensation de constriction pénible au niveau des tempes. En même temps, le sujet éprouve des *étourdissements, sa vue se trouble*, des éclairs passent devant ses yeux, des sifflements et des bourdonnements d'oreille se font entendre ; il peut avoir des hallucinations, des frissons ; la tendance au *sommeil* s'accentue de plus en plus. Si l'individu sait ou comprend ce dont il s'agit, s'il a

(1) *Les asphyxies par les gaz, les vapeurs et les anesthésiques* Paris, 1896.

conscience du danger, il peut exécuter les actes nécessaires à son salut.

Dans la seconde phase surviennent *des nausées, suivies ou non de vomissements*, de même qu'une douleur rétro-sternale très pénible (Cl. Bernard). Mais le phénomène le plus redoutable est *l'impotence musculaire* dont sont frappés surtout les membres inférieurs : quoique l'individu ait conservé son intelligence et la notion exacte et réelle du danger il est dans l'impossibilité absolue de se sauver. Comme exemple de cette impotence, ayant surpris un grand nombre d'individus en même temps et de la même manière, M. Brouardel cite l'incendie de l'Opéra-Comique, où dans une petite buvette on a trouvé vingt-sept victimes tombées sur place sans que l'une d'elles ait pu tenter un effort pour s'enfuir ; leurs corps et leurs vêtements ne présentaient pas de brûlures : les étoffes les plus légères, les dentelles les plus fines étaient intactes. L'enquête médico-légale démontra que toutes avaient succombé à l'intoxication oxycarbonée. Cette impotence musculaire peut être durable : M. Motet n'avait pas recouvré l'intégrité de la motilité six mois après son accident (1). L'abolition de la sensibilité générale s'opère peu à peu et disparait en dernier lieu au-devant du sternum et au niveau des cornées.

A la fin les sphincters se relâchent, les urines, les matières fécales et le sperme s'échappent (le relâchement des sphincters est exceptionnel d'après M. Brouardel), des convulsions terminent habituellement la scène et la mort survient par arrêt de la respiration. Si l'on porte à

(1) Intoxication par CO : auto-observation (*Ann. d'hyg. pub.*, mars 1894.)

temps secours au malade, celui-ci reste plongé *dans un coma profond* qui constitue la troisième période.

Le malade est dans la résolution musculaire complète, insensible à toutes les excitations, le visage présente une pâleur cadavérique (quelquefois la congestion persiste après la mort ce qui est important au point de vue médico-légal), la peau est froide. Très rapidement, la respiration devient irrégulière, lente et pénible, comme si les poumons se refusaient à laisser pénétrer un gaz impropre à la respiration; souvent le malade présente des phases d'apnée qui obligent à entretenir la respiration artificielle; alors même qu'ils sont sortis du coma, les malades sont exposés à succomber par suite de l'arrêt des mouvements respiratoires.

La circulation est profondément troublée : le cœur accélère ses battements, tandis qu'à la périphérie il y a arrêt du sang dans les capillaires. « La circulation capillaire est extrêmement ralentie et même tout à fait arrêtée à un degré même peu grave de l'asphyxie. C'est dans les parties les plus éloignées du cœur qu'elle cesse en dernier et de là remonte vers le haut. » (Valence.)

Le pouls est accéléré, filiforme.

Outre la résolution musculaire il existe au début de l'intoxication des troubles plus ou moins marqués et plus ou moins étendus de la sensibilité, ainsi que des troubles vaso-moteurs (circulation capillaire). Ces derniers consistent en *plaques rouges* ou gonflements œdémateux qui s'observent au niveau des parties du corps qui reposent sur un plan résistant.

Le coma peut durer plus ou moins longtemps, depuis quelques heures jusqu'à plusieurs jours.

La mort arrive généralement par suspension graduelle (ou brusque) de la respiration, alors que le malade n'a plus depuis longtemps son libre arbitre. Parfois les malades vivent plusieurs jours et succombent à un arrêt subit de la respiration sous l'influence des lésions bulbaires produites sans doute par des stases sanguines de petits vaisseaux (Artigalas). Elle est parfois presque foudroyante : la syncope est, en effet, la terminaison possible de l'intoxication oxycarbonique. D'après Marcacci, la syncope réflexe est le plus grand danger de l'action de l'oxyde de carbone. Elle est due à l'irritation des premières voies respiratoires qui détermine par action réflexe l'arrêt du cœur et de la respiration ; ce danger évité, il reste l'action toxique du gaz.

B. — ACCIDENTS SECONDAIRES, CONSÉCUTIFS

Lorsque les malades reviennent à la vie après l'asphyxie par l'oxyde de carbone, la respiration et le pouls se régularisent. Les fonctions du système nerveux reprennent peu à peu, la sensibilité reparaît, les facultés intellectuelles si profondément troublées se rétablissent, la motricité également. Les phénomènes morbides disparaissent souvent assez vite ne laissant après eux qu'un grand état de lassitude et d'anémie ; d'autres fois au contraire, l'organisme était si profondément atteint que les conséquences sont irrémédiables. En tête de ces accidents il faut placer *les troubles nerveux*.

Toutes les fonctions de la vie de relation peuvent être affectées ; on peut en effet observer les troubles moteurs, sensitifs et sensoriels, vaso-moteurs, trophiques, les troubles psychiques, etc...

I. — TROUBLES MOTEURS CONSÉCUTIFS

On peut observer des paralysies pendant la période comateuse, ou bien seulement quand cesse le coma ; on s'aperçoit alors que le malade ne peut plus se soutenir ou qu'un membre est devenu impotent. Exceptionnellement la paralysie ne se montre que plusieurs ou même quelques semaines après la phase asphyxique. Elle peut s'installer en quelque sorte successivement et le malade d'un simple état d'engourdissement passe peu à peu à une véritable impotence fonctionnelle localisée. MM. Brissaud (1) et Boulloche (2) ont présenté un tableau d'ensemble des paralysies oxycarbonées. On peut observer : des paralysies, telles que paralysie des quatre membres, paraplégies, hémiplégies, monoplégies, paralysies parcellaires, des paralysies ou des contractures portant sur telle ou telle partie du corps.

a) *Les hémiplégies* seraient d'après Laroche (3) les plus fréquentes de ces diverses paralysies. Elles peuvent succéder à la paralysie des quatre membres (Comby), ou bien se localiser d'emblée sur un côté du corps, s'observant indifféremment à gauche ou à droite et à tous les âges. Tantôt l'hémiplégie est complète, c'est-à-dire s'accompagne de la paralysie faciale du même côté, comme cela se passe dans la plupart des hémiplégies par lésion cérébrale vulgaire et souvent, contrairement à cette dernière, de la paralysie de l'orbiculaire des paupières :

(1) *Les paralysies toxiques*. Thèse d'agrég. Paris 1886.
(2) *Archives de neurologie*. 1890, n° 59 XX.
(3) Thèse Paris, 1868.

tantôt elle est incomplète, la face ne paraissant pas atteinte ou bien il existe seulement de la paralysie des muscles de la face, mais pas de déviation de la langue, ni des lèvres.

Nous n'avons pas trouvé d'exemple où les lésions aient été alternes.

On peut rencontrer des contractures dans ces hémiplégies ainsi que de l'ataxie. Une observation de Rendu nous présente une hémiplégie droite complète avec contracture permanente du petit doigt et de l'annulaire de la main correspondante.

Généralement, quand la face et le corps se prennent, ils le font en même temps.

La plupart du temps, le mouvement et la sensibilité sont pris à la fois et le système vaso-moteur vient y joindre ses lésions multiples, mais toujours il y a prédominance de tels troubles sur tels autres.

Il peut s'écouler un laps de temps variable entre le moment où le malade est remis de son empoisonnement et celui où les troubles moteurs viennent l'avertir qu'il est encore sous l'influence de CO (huit à douze heures ou quelquefois plusieurs jours).

b) *Les paralysies partielles* peuvent affecter diverses formes, ne frapper qu'une partie du corps très restreinte (un groupe musculaire) ou se localiser à tout un membre et constituer de véritables monoplégies.

Ces paralysies peuvent s'accompagner de contractures ou de la résolution la plus complète. Tantôt c'est le membre supérieur qui est affecté, tantôt le membre inférieur, puis la paralysie peut gagner le membre supérieur, réalisant ainsi le type secondairement hémiplégique ou la maladie de Landry (Leudet), mais en tout cas cette dernière complication est exceptionnelle.

Les paralysies limitées d'un groupe musculaire affectent de préférence les muscles extenseurs, comme d'ailleurs dans la plupart des paralysies toxiques (alcool, plomb, etc.) ; plus tard, les muscles fléchisseurs peuvent être pris. D'après Bourdon, Leudet et Rendu ce sont les extenseurs des doigts et les péroniers qui sont le plus fréquemment atteints.

Parfois les muscles extenseurs sont touchés à la fois aux extrémités inférieures et supérieures du même côté (Rendu).

c) *La paraplégie* est beaucoup moins fréquente que l'hémiplégie. La paralysie des deux membres inférieurs se présente sous différents degrés, depuis la simple parésie à la paralysie vraie. Ici les nerfs du mouvement peuvent être seuls touchés sans que la sensibilité soit notablement atteinte. La paralysie motrice peut survenir soit immédiatement après l'intoxication soit lorsqu'un certain temps s'est écoulé.

Les paralysies d'un seul muscle, le deltoïde (Debove), la vessie isolée (Bourdon) ont été observées.

Il n'existe pas, à notre connaissance, d'exemple de paralysie faciale isolée : toujours celle-ci était associée à l'hémiplégie.

Comme localisations rares de la paralysie, il faut signaler les *paralysies oculaires :* il s'agit soit du ptosis, soit de l'ophtalmoplégie (Knapp) (1).

L'évolution des paralysies oxycarbonées est assez

(1) *Arch. f. Augenheilkunde*, IX, 1880-2.

variable ; elle est subordonnée à la cause qui les engendre et qui peut être tantôt une névrite périphérique, tantôt une lésion centrale, tantôt un trouble fonctionnel hystérique.

La guérison est la terminaison habituelle des paralysies; elle est le plus souvent complète et peut survenir très rapidement en quelques jours ou au bout de quelques mois seulement : parfois cependant elles persistent longtemps et deviennent persistantes (Lancereaux, Leudet) : dans les cas exceptionnels survient la mort due soit à la gravité extrême de l'affection (Leudet, Bourdon, Alberti), soit à des lésions cérébrales, comme ramollissement (Bourdon, Klebs, Poelchen).

Les observations de MM. Lancereaux et Leudet sont très nettes. Dans la première la paralysie ne s'est montrée que deux mois après l'asphyxie et elle était surtout marquée d'un côté du corps. Dans l'autre, publiée par Leudet (et qui a été le point de départ de ses recherches sur les névrites provoquées par l'intoxication oxycarbonée), les troubles paralytiques apparaissent vingt jours après l'accident : d'abord localisation à un membre inférieur, ensuite paraplégie, troubles des sphincters, paralysie des membres supérieurs, du nerf facial, et mort avec signes de paralysie labio-glosso-laryngée.

L'état des réflexes n'a été que peu étudié. La plupart des observations sont muettes sur ce point : on les trouve tantôt abolis, tantôt exagérés.

Les réactions électriques. — Pas plus que l'état des réflexes la contractilité électrique n'a été notée que d'une façon incomplète dans quelques observations ; les auteurs se bornent à noter que la contractilité faradique est abolie ; on n'a pas recherché l'état de la contractilité galvanique. MM. Rendu et Leudet dans des cas de paralysie des extenseurs, Lytten (1) et Bourdon dans deux cas de monoplégie brachiale, ont constaté que la réaction électrique était identique à celle de la paralysie saturnine; la contractilité électrique des muscles reparut avec la contractilité volontaire. Quant à la réaction de dégénérescence, elle n'avait pas été recherchée. M. Boulloche dans un cas a trouvé nettement la réaction de dégénérescence du muscle paralysé — deltoïde — consistant dans la modification de la contractilité galvanique en qualité et en quantité : dans un autre cas, par contre, elle faisait absolument défaut.

II. — TROUBLES SENSITIFS CONSÉCUTIFS

Souvent la sensibilité revient après l'asphyxie par la vapeur de charbon, et on voit des individus longtemps exposés ne pas conserver trace de leur empoisonnement. Mais on peut voir des troubles sensitifs persister longtemps après l'accident portant sur telle ou telle partie du corps. On doit distinguer ces troubles en subjectifs et en objectifs.

a) *Troubles subjectifs*. — Ils consistent en douleurs vives, sur le trajet des nerfs et dans les masses musculaires en fourmillements, en engourdissements qui accompagnent les paralysies par névrites, coïncidant avec les

(1) *Deutsch. med. Woch.*, 1889, n° 5.

troubles vaso-moteurs et trophiques. La céphalalgie qui marque le début de l'intoxication aiguë persiste souvent pendant un temps assez long. Dans certains cas on a noté la névralgie rebelle comme symptôme prédominant ; dans d'autres cas la douleur change de place : Simon, Bourru citent des cas où elle se transporta de la région du sciatique dans celle du trijumeau.

b) *Troubles objectifs.* — Quelquefois la sensibilité est seule lésée sans qu'on observe les troubles moteurs ou trophiques (Laroche) et alors la sensibilité au tact paraît moins atteinte que les autres variétés de sensibilité, telles que la sensibilité à la douleur, etc. Habituellement l'anesthésie coïncide avec une paralysie ; elle peut être généralisée, ce qui s'observe souvent dès que le malade est sorti du coma ; elle se dissipe alors, mais peut reparaître au bout d'un temps variable et se localiser, soit sous forme monoplégique, soit sous forme de plaques limitées.

La plupart du temps, toutes les variétés de l'anesthésie sont constatées à la fois, c'est-à-dire on a l'analgésie, l'insensibilité au tact, à la température, au chatouillement. Exceptionnellement on peut observer des paralysies où la sensibilité soit épargnée dans une de ses modalités (Rendu).

On peut trouver dans certains cas de l'hyperesthésie (Lancereaux, Rendu).

La paralysie de la sensibilité se trouve dans les mêmes régions que les paralysies motrices et nous n'avons pas trouvé de cas où il y ait, par exemple, paralysie motrice du bras et anesthésie de la jambe du même côté, de même qu on ne voit pas de troubles alternes.

D'après M. Boulloche, les troubles de la sensibilité font défaut dans plus de la moitié des cas de paralysie.

Ces troubles consécutifs apparaissent ordinairement pendant l'asphyxie, soit immédiatement, soit dans un temps plus ou moins variable, mais ils sont moins intenses et moins graves que les troubles moteurs et en général se guérissent plus rapidement. Comme localisations rares de la paralysie sensitive, Borsari (1) a signalé celle du trijumeau.

III. — TROUBLES SENSORIELS

L'intoxication par l'oxyde de carbone peut encore donner lieu à des troubles de différents organes des sens.

a) Du côté de *la vue* on a constaté des *hallucinations* (Scott), de *l'amblyopie* (Cusco, Bourdon), *de la cécité* (Comby, Bourdon), de l'*atrophie de la papille* (Audry) (2). Hilbert (3) dans un cas récent a vu la *xanthopsie* se montrer chez un malade après le coma ; elle était accompagnée de la diminution de l'acuité visuelle avec rétrécissement du champ visuel et n'a duré qu'un seul jour.

Un cas d'*hémiopie* unilatérale a été publié par Illing (4) à la suite d'une intoxication par les vapeurs de charbon. Le malade revenu à lui a perdu complètement la vision, qui le lendemain, en même temps que l'état général s'améliorait, revint incomplètement en laissant

(1) *Riforma med.* 8 sept. 1889.
(2) *Lyon méd.* III, 1897.
(3) *Iahresb. Wirch.* I, 1896.
(4) *Allgem. Wien. med. Zeit*, 1873, 23-25.

un brouillard ; ce dernier a disparu en trois jours. Le malade était très myope. L'examen ophtalmoscopique a démontré l'existence du staphylome annulaire et au niveau de la macula gauche une tache jaunâtre légèrement pigmentée qui était la cause de la diminution de l'acuité visuelle centrale. L'acuité visuelle était normale à droite. L'hémiopie s'est montrée seulement quelques semaines après.

b) Les affections de l'appareil auditif ont été notées : ce sont des bourdonnements, des sifflements plus ou moins persistants, la perte de l'ouïe passagère (Bourdon) ou persistante (Kaiser) (1).

En général ces lésions ne durent que quelques jours et disparaissent avec les troubles paralytiques ; dans d'autres cas, au contraire, on voit les troubles persister des semaines et des mois et ne s'améliorer que très lentement.

Ne pourrait-on pas expliquer ces localisations rares de CO en disant que, grâce à une prédisposition individuelle, ces organes deviennent le siège des extravasats sanguins ou des névrites en donnant ainsi lieu à des troubles fonctionnels. Ces lésions peuvent à la longue se résorber, soit spontanément ou plutôt sous l'influence d'un traitement approprié et amener ainsi la guérison qui toutefois n'est pas une complète *restitutio ad integrum*.

IV. — TROUBLES TROPHIQUES ET VASO-MOTEURS

Les troubles trophiques et vaso-moteurs présentent dans l'intoxication oxycarbonée une fréquence et une intensité

(5) *Wien. med. Woch.* n° 41, 1893.

particulières, bien qu'ils puissent s'observer dans toutes les névrites toxiques. Ces troubles peuvent être dissociés d'avec les troubles du mouvement et de la sensibilité, mais le plus souvent ils coïncident avec eux.

C'est ainsi qu'on peut trouver des *plaques rouges* congestives et des *zones d'ischémie* (Milien) (1) ou de véritables *ecchymoses* qui se font particulièrement remarquer sur le côté sur lequel étaient couchés les malades.

D'autres fois ce sont des *infiltrations* du tissu cellulaire, des *gonflements* et *empâtements* des membres paralysés. Cet œdème est de nature spéciale et ne ressemble pas à celui qu'on rencontre dans les paralysies vaso-motrices de nature centrale; il est dur, comme phlegmoneux, assez douloureux à la pression, à apparition rapide, plus ou moins durable, situé sans détermination précise sur la surface du corps, ce qui le différencie des troubles moteurs et sensitifs qui s'observent en général isolément (Rendu, Duponchel (2), Litten).

Ce sont tantôt des bulles de *pemphigus* ou bien des *zona* le long des trajets nerveux apparaissant soit immédiatement (Leudet, Klebs) soit plusieurs jours après l'asphyxie (Leudet, Hasse) (3) disparaissant en général sans laisser des traces ou récidivant et donnant lieu par leur confusion à des abcès soit localisés soit multiples (Hasse).

On a encore signalé des escarres soit profondes atteignant les plans musculaires sous-jacents pouvant amener

(1) *Gaz. des hôp.* n° 135, 1895.
(2) *Gaz. hebdomadaire*, 1891.
(3) *Preuss. Vereinszeit.*, n° 35, 1859.

l'ouverture des articulations et déterminer la mort au milieu des phénomènes pyohémiques (Alberti) soit suivant le trajet du nerf paralysé et intéressant seulement la peau (Boulloche). MM. Lancereaux, Verneuil ont signalé, comme manifestations rares, le panaris et l'anthrax.

MM. Duponchel, Laveran ont noté l'emphysème sous-cutané. Dans deux observations de Lancereaux nous voyons l'ulcère se former aux membres inférieurs.

Dans les formes subaiguës à marche lente, les lésions cutanées rappellent celles de la *sclérodermie* et du *glossy skin* décrit par Weir Mitchell (Rendu) (1), les ongles se strient, etc.

Il est évident que les vaso-moteurs d'une région quelconque du corps étant paralysés, cette région se mettra en équilibre de température ambiante avec beaucoup plus de facilité que les autres régions du corps, de même que cette région paralysée est constamment moite et parfois mouillée de sueur (hyperhydrose) (Rendu, Lancereaux).

L'*atrophie musculaire* n'existe que dans les paralysies de longue durée ; elle ne frappe que les muscles paralysés et en général à une période assez avancée de l'affection, plus rarement elle débute en même temps que la paralysie (Schwarz, Rendu) (2).

V. — TROUBLES INTELLECTUELS

Parmi les nombreux désordres que l'asphyxie oxycarbonée peut amener dans le domaine du système nerveux,

(1) *L'Un. méd.* n° 41, 1891.
(2) *Organ f. die gesam. Heilkunde*, 1859.

un des plus curieux, des plus intéressants, mais malheureusement à peine signalé et très incomplètement étudié, est celui qui intéresse la fonction de la mémoire et est connu sous le nom d'*amnésie*.

On distingue deux formes d'amnésie consécutive à l'intoxication par CO :

a) *Amnésie ordinaire*, amnésie consécutive, c'est-à-dire perte ou plutôt affaiblissement de la mémoire des faits postérieurs à l'intoxication :

b) Variété d'amnésie décrite par Ribot sous le nom d'*amnésie rétrograde*, ayant pour effet d'effacer complètement de la mémoire les faits antérieurs à l'événement. Ce fait a une importance surtout au point de vue médico-légal, mais le médecin devra bien se garder de considérer cette amnésie rétrograde comme un phénomène constant et nécessaire. Par son intensité, elle ressemble à celle qui suit les grands traumatismes, dus aux accidents de voitures ou de chemins de fer.

M. Brouardel, entre autres, cite « un médecin de Paris qui, à la suite d'une intoxication par les émanations d'un poêle placé dans un appartement au-dessous du sien, a perdu la connaissance pendant une durée qui n'a pas excédé six à sept heures. Quand il voulut reprendre ses occupations, il ne se rappelait plus les noms de ses clients, leurs demeures, les maladies dont ils souffraient, ni même le nom et les doses des médicaments qu'il donnait habituellement ». Cet état dura dix-huit mois, au bout desquels il finit par recouvrer la mémoire et revenir à un état mental normal.

MM. de Beauvais, Boucher (1), Briand (2), Fallot (3), Laveran (4), citent des cas analogues.

Différents auteurs, comme Bourdon, Moreau (de Tours) et plus récemment Thomsen (5), Scott (6) et Finkelstein (7) ont publié des cas de démence aiguë, plus rarement un état de délire furieux avec hallucination à la suite de l'intoxication oxycarbonée aiguë.

Voilà, par exemple, l'observation de ce dernier :

Deux ouvriers réparaient un réservoir de gaz pauvre, qu'on obtient de l'air en faisant arriver de l'air sur de l'anthracite chauffée et qui se compose essentiellement d'oxyde de carbone, d'azote et d'acide carbonique. Au bout de quelques minutes, l'un d'eux tombe asphyxié mortellement, tandis qu'on retire l'autre dans un état comateux qui dure trois jours. Au bout de ce temps apparaissent des troubles mentaux qui vont croissant et bientôt on note tous les symptômes d'une démence aiguë avec stupeur, qui guérit au bout d'une quinzaine. Dans le cours de cette psychose, il survient de la parésie du facial gauche et de la diathèse urique qui rétrocédèrent graduellement en même temps que les phénomènes psychiques. Le malade n'avait aucun souvenir des deux ou trois heures qui ont précédé l'accident ainsi que des troubles qui ont suivi celui-ci.

Le pronostic des troubles intellectuels consécutifs est

(1) *France médic.*, 8, IV, 1884.
(2) Soc. de méd. lég., 14, I, 1889.
(3) *Ann. d'hyg. publiq.*, XXVII, III, 1892.
(4) Soc. méd. des hôp., 27, VI, 1890.
(5) *Berl. klin Woch.* 13, VIII, 1889.
(6) *Lancet*, 25, 1897.
(7) *Iarhb. f. Psych.*, XV, 1896.

grave, car si l'on peut voir se dissiper ces troubles au bout d'un temps plus ou moins long, même sans aucun traitement (Thomsen), dans d'autres cas, plus nombreux, ils demeurent permanents et aboutissent même à *la déchéance intellectuelle définitive*.

VI. — TROUBLES NERVEUX DIVERS

Leudet (1) a signalé un cas de *chorée partielle* développée après une asphyxie.

Le professeur Charcot (2) a publié un cas *d'abasie à forme trépidante* survenue à la suite d'une intoxication par les vapeurs de charbon chez un malade dont la tare héréditaire névropathique était fort accentuée (le père alcoolique et suicidé et d'autres membres de sa famille morts en bas âge soit aliénés soit ataxiques) et les dispositions nerveuses se révélaient en conséquence, dès l'enfance par des phénomènes d'ordre pathologique (les terreurs nocturnes, les cauchemars, les tristesses sans motif, etc.). Trois ans avant l'accident il a ressenti un chagrin qui l'a profondément ébranlé à la fois physiquement et moralement. C'est à partir de cette époque qu'il eut des crises de suffocation suivies de larmes revenant presque journellement, des malaises indéfinissables ; une fois une véritable attaque de nerfs se produisit précédée d'aura et accompagnée de perte de connaissance. C'est au milieu de ces circonstances en quelque sorte préparatoires, que l'intoxication oxycarbonée en produisant dans

(1) *Loc. cit.*
(2) Leçons du mardi, 1889.

cet organisme déjà si fortement ébranlé une perturbation plus profonde encore des centres nerveux, est venue fournir le dernier appoint ; c'est dans la convalescence de la maladie toxique que sont apparus les symptômes abasiques qu'il faut considérer maintenant comme relevant non pas de l'intoxication mais bien de la diathèse hystérique dont ils sont, cela est vrai, une manifestation rare, peu connue encore, mais parfaitement caractérisée nosographiquement.

Les convulsions ont été signalées depuis longtemps au cours de l'intoxication aiguë, survenant soit pendant la période comateuse, soit un temps plus ou moins long après l'accident (Itzigsohn) (1).

Dans son cas M. Itzigsohn pensait d'abord à une forme larvée de la fièvre intermittente, mais il avoue que la quinine était restée sans résultat. Cependant il reste alors à expliquer le fait suivant cité par l'auteur : « Quelque temps auparavant et en dehors de toute intoxication, une des collègues de la jeune fille gravement atteinte qui se plaignait souvent de maux de tête, a pris une crise épileptique ; notre jeune fille malade, voyant les convulsions de son amie, eut peur et prit elle-même quelques convulsions momentanées, mais qui ont disparu rapidement, sans délire ni perte de connaissance. » Il s'agissait là probablement d'un cas d'hystérie grave antérieure à l'intoxication chez une jeune fille neuropathique où l'oxyde de carbone ne jouait que le rôle accidentel d'agent provocateur, pendant les années critiques.

D'autres fois on peut voir se succéder les phases toniques

(1) *Virch. Arch.* Bd. 14.

et cloniques habituelles à l'éclampsie quelle qu'en soit la cause.

La tétanie a été observée pour la première fois par Woss (1) et tout récemment par Scott (2).

Dans un cas de Bourdon nous voyons un sujet à la suite de l'asphyxie être privé de la parole, de l'ouïe et de la vue pendant quatre jours, et reprendre les mêmes accidents à la suite d'une marche fatigante faite en plein soleil.

Un cas de *sclérose en plaque* à la suite d'une intoxication par le gaz d'éclairage a été publié par Becker (3).

VII. — TROUBLES RESPIRATOIRES ET CIRCULATOIRES

Nous avons déjà mentionné les troubles circulatoires qui apparaissent immédiatement après l'intoxication aiguë et qui disparaissent généralement dès que le malade revient à lui ; d'autres fois on voit persister les troubles : les malades sont sujets aux *palpitations*, ce qu'explique aisément l'état prononcé d'anémie dans lequel ils sont plongés.

Comme troubles spéciaux nous noterons les hémorragies qui surviennent chez les survivants, au bout de cinq à quinze jours, sous forme d'épistaxis (Lépine), d'hémoptysie (Duponchel), d'hémorragies intestinales ou menstruelles. Pour M. Brouardel, il y avait là « une façon, pour l'organisme, de se débarrasser d'un sang altéré ».

Du côté de l'appareil respiratoire on a observé, tout au début de l'intoxication, *de la congestion* et *de l'œdème*

(1) *Deutsch. med. Woch.*, 40, 1892.
(2) *Lancet*, 25 janvier, 1897.
(3) *Deutsch. med. Woch.* 26, 1889.

pulmonaire. Dans un cas M. Duponchel a observé l'*apoplexie pulmonaire* caractérisée par une hémoptysie se répétant pendant cinq jours. D'autres auteurs, comme Bourdon, Klebs, Poelchen, Rokitansky ont signalé des *broncho-pneumonies* et des *pneumonies franches*. Furbringer a vu *de l'œdème inflammatoire* du larynx, de *la bronchite purulente*, et chez les enfants de la laryngite croupale si bien qu'on était forcé de pratiquer la trachéotomie.

VIII. — TROUBLES GÉNITO-URINAIRES

On observe fréquemment au début de l'intoxication le relâchement de tous les sphincters avec évacuation involontaire des matières, des urines et du sperme ; d'autres fois, il existe de la rétention (Audry, Poelchen et Becker). Les urines sont rares et contiennent parfois une légère quantité *d'albumine* (Becker) ou *de sucre* (Schwerin, Lytten).

La glycosurie a été signalée chez l'homme d'abord par Hasse (1858), puis par Kahler et Ollivier et étudiée expérimentalement par Cl. Bernard (1857), Richardson (1862), Senff (1865) et Friedberg (1866) sur des chiens. De ces expériences il résulte que chez les animaux incomplètement intoxiqués par CO et sauvés, on constate une énorme décharge d'urée, suivie le lendemain d'une abondante glycosurie.

Cet auteur explique ce fait par une augmentation de l'activité fonctionnelle du foie. Pour M. Bouchard elle serait due à un défaut de combustion du sucre. M. Straub (1),

(1) *Arch. f. Exp. Path. u. Pharm.*, XXXVIII, p. 139.

qui a repris dernièrement la question, prétend trouver du sucre toutes les fois que l'animal intoxiqué a de l'albumine à détruire, car le sucre urinaire provient alors de l'albumine ingérée ou fournie par l'organisme. Friedberg et Seidel la considèrent comme la règle et Frérichs (1) affirme l'avoir constatée 11 fois sur 16 cas.

M. Tissier a constaté dans trois cas l'*urobilinurie*. Il se produit une destruction globulaire intense, ainsi qu'on peut s'en assurer par l'examen du sang et par celui des urines.

Les pigments provenant de la destruction globulaire sont éliminés à l'état d'urobiline, mais il existe en même temps dans le sérum une certaine proportion de pigments modifiés.

La transformation se fait-elle dans le sang circulant ou bien a-t-elle le foie pour intermédiaire. Celui-ci est rarement sain chez les sujets qui succombent : il est généralement congestionn . Encore une fois, nous nous trouvons ici dans les conditions habituelles d'urobilinurie, ou autrement dit, de l'insuffisance hépatique : déglobulisation exagérée, le foie est inférieur à sa tâche, soit que les matériaux à transformer soient trop abondants, soit qu'il n'ait pas complète son intégrité fonctionnelle, ou qu'il subisse aussi les effets du poison, comme le démontre la sensibilité hépatique. L'urobilinurie apparait ordinairement vers le troisième jour après l'intoxication, et du troisième au cinquième jour.

La menstruation peut être troublée pendant les mois qui suivent l'intoxication ; les règles peuvent même être

(1) *Schmidt's Jahrbucher*, n° 9, 1889.

supprimées, ce qui s'explique encore par l'existence d'une anémie. M. Brouardel, nous l'avons dit, a observé, parmi les victimes de l'incendie de l'Opéra-Comique qui ont survécu, un certain nombre d'hémorragies menstruelles.

INTOXICATION CHRONIQUE

Nous avons dit précédemment que lorsque le gaz toxique agit à petite dose mais d'une façon constante, il produit des symptômes lents qui n'en sont pas moins dangereux et peuvent amener les complications les plus graves dans différents organes, parmi lesquels les signes d'anémie intense et les troubles intellectuels attirent surtout l'attention du médecin. Ces intoxications peuvent être professionnelles ou accidentelles, et parmi les premières celles des cuisiniers sont les plus importantes. Comme ces derniers respirent les gaz provenant de la combustion du charbon de bois, de la houille, de la tourbe, etc., l'oxyde de carbone qu'ils contiennent se fixe sur les globules sanguins et les rend ainsi impropres à l'hématose : l'anémie globulaire s'établit. Mais il faut encore y ajouter, comme autre cause essentielle, les conditions hygiéniques défectueuses dans lesquelles ils passent la plus grande partie de leur journée ; ce sont des salles petites, mal aérées, sombres, où la température est presque toujours de 30° à 40° et les odeurs insupportables et à côté desquelles se trouvent des locaux (parfois des trous) où ils couchent (Brouardel), ce sont le défaut d'exercice, le surmenage et surtout l'alcoolisme : les cuisiniers ont toujours soif et boivent beaucoup.

Les premiers symptômes sont généralement insidieux et consistent en *céphalées* plus ou moins vives se répétant de temps en temps et qui ressemblent à de véritables migraines occupant les régions frontale et temporale et souvent accompagnées d'une sensation de battement des artères temporales. Ces signes, peu graves par eux-mêmes, sont des plus fréquents encore chez les élèves des écoles où les poêles mal joints laissent échapper de l'oxyde de carbone qui rend délétère l'air des salles (Itzigsohn). Puis vient un autre signe beaucoup plus important, l'*anémie* (G. Sée).

Les malades présentent une pâleur très marquée : les téguments, les muqueuses sont décolorés.

Comme *troubles circulatoires* on observe presque toujours des battements de cœur, surtout lorsque le malade marche. A peu près constamment on constate à la base du cœur un bruit de souffle se propageant dans les vaisseaux du cou comme chez les anémiques. La main appliquée sur la jugulaire antérieure perçoit un frémissement vibratoire.

Dès le début les *fonctions digestives* sont atteintes : l'appétit est toujours diminué ; il y a de la répugnance pour certains aliments, spécialement la viande peu cuite : tous les aliments solides sont rejetés. Les digestions sont pénibles et donnent lieu à des pesanteurs, à de véritables accès de gastralgie survenant plusieurs heures après le repas. Chez ces malades on observe très souvent la constipation soit légère soit très opiniâtre. Il en résulte une dénutrition rapide, une perte des forces qui obligent les malades à suspendre leur travail.

Lorsque les troubles circulatoires sont accentués, il y a

de *la gêne respiratoire* avec palpitations et essoufflement au moindre effort, quelquefois même des syncopes.

Du côté des reins et des urines il n'y a généralement rien d'anormal : quelquefois cependant on trouve soit de l'albumine (Pierret), soit du sucre (Ollivier). Biefel et Poleck considèrent la glycosurie comme constante dans les formes chroniques de l'intoxication : nous avons déjà cité Frérichs.

Du côté du système nerveux, on constate un grand nombre de symptômes parfaitement étudiés par M. Moreau (de Tours).

Ces symptômes qui au début ne consistent qu'en vertiges et troubles sensoriels, en éblouissements, hallucinations de la vue et de l'ouïe, peuvent atteindre une gravité telle que les malades tombent rapidement dans un état de démence incurable. Il existe, d'autre part, un état mental particulier caractérisé « par une sorte de vague qui enveloppe toutes les pensées d'indécision, de pénible incertitude et semblable au délire des persécutions mais en différant cependant en ce que les idées des persécutées ne sont pas stables.

« Les malades les abandonnent assez facilement et se rendent sans trop de discussion aux raisonnements qui leur sont faits pour leur démontrer la fausseté de leurs craintes imaginaires. Ils ne cherchent pas à donner un nom à leurs persécuteurs, ainsi que cela se voit dans le délire des persécutions proprement dit ; jamais ils ne désignent spécialement quelqu'un ; c'est toujours un être imaginaire caractérisé par le pronom indéfini « On » ; c'est à la fois tout le monde et personne. Ils entendent des gens qui parlent d'eux ; on jase sur leurs mœurs, leurs habitudes, leur manière de vivre, on les traite d'empoisonneurs, on répète non seulement ce qu'ils disent mais encore ce qu'ils pensent. »

« On ne saurait mieux les comparer, a dit Lasègne, qu'à ces sourds d'une nature soupçonneuse qui croient toujours qu'on parle d'eux et qui fort émus des propos qu'ils n'entendent pas, s'indigneraient peu des injures qui parviendraient à leurs oreilles. » (Moreau) (1).

La malade de M. Pierret nous présente sous ce rapport un cas typique.

On a même cité des cas où les troubles mentaux affectent la forme d'une pseudo-paralysie générale (Moreau, Musso) (2). Cette dernière se rencontre chez les alcooliques et il est assez difficile de la distinguer de celle de l'alcool surtout pour l'attribuer uniquement à l'oxyde de carbone. Ici encore les troubles ressemblent à ceux qui sont consécutifs aux traumatismes des accidents de chemins de fer ; ils peuvent durer des mois, des années même, et cette persistance est d'une gravité extrême au point de vue de l'exercice ultérieur et complet de la profession.

A côté de l'anémie des cuisiniers il faut placer celle des mineurs qui respirent les poussières et travaillent à l'abri de toute lumière solaire. On a trouvé pendant les épidémies dans les matières fécales des mineurs des ankylostomes duodénales dont la présence dans le tube digestif suffit à elle seule quelquefois pour expliquer l'anémie.

(1) *Des troubles intellectuels dus à l'intoxication lente par l'oxyde de carbone*, 1876.

(2) *Sulla pseudo-paralisi generale per intossicazione lenta da ossido di carbonio*, *Riv. clin. di Bologna*, N° 8. 1885.

Citons encore les ouvriers des usines (usines à gaz, hauts-fourneaux, fours à coke, à plâtre, à ciment, à chaux, à tuiles; les fonderies où l'on réduit les oxydes métalliques par le charbon), les blanchisseuses, les tailleurs, etc.

Les intoxications chroniques accidentelles sont généralement le fait des poêles mobiles, des chaufferettes des voitures, des calorifères à air chaud, des fuites de gaz sous le sol.

M. Koren (1) a publié trois cas d'anémie pernicieuse aiguë dans une même famille.

(1) *Nortk. Magazin,* Juli 1890.

PRONOSTIC

Le pronostic de l'intoxication oxycarbonée varie beaucoup suivant la forme qu'elle prend.

En ce qui concerne l'intoxication aiguë, la guérison est complète dans la plupart des cas. Dans d'autre cas, rares c'est vrai, si la mort n'arrive pas par suite d'une généralisation de la paralysie, par une lésion centrale (hémorragie, ramollissement, etc., etc.), on voit assez souvent persister les différents troubles qui quoique ne mettant pas en danger immédiat la vie du malade, ne constituent pas moins une infirmité. Nous voulons parler des troubles intellectuels persistants qui généralement aboutissent à la démence.

Dans l'intoxication chronique au contraire, la guérison a lieu et les rechutes ne sont pas à craindre, si les accidents ne sont pas trop anciens, si la personne atteinte est jeune, si elle renonce de bonne heure à son métier. Dans le cas contraire, elle tombe dans une démence rapide et incurable, dans une véritable cachexie qui ne diffère en rien de celle des maladies organiques, d'autant plus que l'intoxication alcoolique ajoute ses effets à ceux de l'intoxication par CO.

Au point de vue du pronostic Moreau distingue :

1° Des cas où il n'y a pas de troubles intellectuels ou très peu qui, traités convenablement, guérissent en quelques semaines ;

2° Des cas où les symptômes cérébraux sont sérieux d'emblée et aboutissent presque fatalement à la démence, le plus souvent au délire de persécution, forme que Moreau (de Tours) appelle *folie des cuisinières*.

DIAGNOSTIC

Le diagnostic de l'intoxication oxycarbonée aiguë s'impose en général : la présense dans une même pièce plus ou moins bien fermée d'une ou de plusieurs personnes à l'état de coma, présentant une température anormalement basse, ne sentant pas l'alcool, ronflant, couvertes de taches rouges et avec une figure fortement congestionnée, doit éveiller l'attention de l'expert, qui sera changée en forte présomption, si on trouve dans cette même pièce des instruments, comme poêles, réchauds, etc., fumant encore et si d'autre part les renseignements fournis par le malade lui-même ou par l'entourage s'accordent avec les constatations. Le diagnostic est encore positif par la recherche spectroscopique du sang et par l'analyse des urines (ces dernières, d'après Litten, contenant du sucre dans 70 p. 100 des cas et, d'après F. Araxi, de l'albumine dans 20 p. 100 des cas).

Si tout renseignement fait défaut, le diagnostic peut être très malaisé.

D'abord le malade étant plongé *dans le coma* : pour différencier celui-ci du coma succédant aux empoisonnements par les narcotiques, on aura l'odeur exhalée par le malade, ou des traces des substances absorbées.

Dans le cas des maladies infectieuses aiguës (fièvre typhoïde, rhumatisme articulaire aigu, ictère grave, etc.) on tiendra compte des circonstances dans lesquelles il se présente, et de l'évolution de la maladie principale.

Le coma épileptique n'est pas d'ordinaire de longue durée.

Dans l'éclampsie le coma est accompagné d'élévation constante et considérable de la température.

La syncope — signe des hémorragies internes graves — n'est pas difficile à reconnaître si on se renseigne sur les signes de ces chocs (pouls, pâleur, vomissements, refroidissement, etc.).

L'apoplexie a un début brusque, et on voit bientôt apparaître les symptômes caractéristiques des lésions dont elle est la conséquence : hémorragies méningées ; tumeurs cérébrales, encéphalite, congestion cérébrale, embolie, hémorragie, ramollissement, endartérite des artères cérébrales.

Lorsque le coma s'est dissipé, le malade peut nous présenter soit des paralysies du mouvement ou de la sensibilité, soit des troubles trophiques et vaso-moteurs, soit des névralgies ; tous ces phénomènes associés ou dissociés.

Les paralysies du mouvement d'*origine périphérique* sont nettement localisées à un segment des membres ou à certains groupes musculaires correspondant à la distribution de certains nerfs : en outre, on a la circonscription de l'anesthésie aux seuls points frappés d'inertie motrice, la présence de certains troubles, l'extension de l'extrémité vers la racine, l'abolition de la contractilité faradique, signe des névrites périphériques. Ces symptômes éloignent l'idée d'une *paralysie centrale*.

Cette dernière, suivant que la lésion occupe diverses régions du cerveau, peut donner lieu à des signes un peu différents. C'est ainsi qu'on a :

a) *Le foyer occupant les corps opto-striés :* hémiplégie motrice plus ou moins complète portant sur tous les groupes des muscles et s'étendant aussi bien au bras qu'à l'avant-bras en n'atteignant que médiocrement la sensibilité ;

b) *Lésion occupant la capsule interne :* hémiplégie motrice, hémianesthésie totale ;

c) *Le foyer siégeant sur les circonvolutions fronto-pariétales* (localisation corticale) : soit une hémiplégie complète soit une monoplégie bien définie, et dans les deux cas la sensibilité serait intacte ;

d) *Le foyer occupant la protubérance:* paralysie faciale (d'apparence périphérique) et hémiplégie alterne.

La paralysie diphtérique sera reconnue par des symptômes d'angine apparaissant au début.

La paralysie syphilitique sera diagnostiquée par ses douleurs, par ses manifestations du côté de la peau et des muqueuses, et dans le doute par l'influence du traitement spécifique.

Les névralgies oxycarbonées changent habituellement de place en quelques heures (Bourru) : dans le cas contraire, il faut examiner tous les organes pouvant les produire et chercher la cause dans les circonstances extérieures.

Pour différencier l'*anémie oxycarbonée* avec l'anémie d'autre origine, il faut s'adresser à l'examen spectroscopique du sang et des globules.

En outre, dans l'anémie vraie il y a faiblesse générale, etc., mais la paralysie manque.

La névrite sera reconnue par la paralysie partielle du membre, par des troubles vaso-moteurs et trophiques variés depuis la simple rougeur à l'atrophie musculaire, à la production de véritables phlegmons profonds le long du nerf enflammé (Leudet) et à la gangrène des extrémités. On recherchera les traumatismes anciens ou les lésions organiques (tumeurs) pouvant donner lieu à ces troubles.

Hystérie. — Le diagnostic est en général facile avec l'hystérie lorsque cette dernière revêt la forme convulsive, mais il est plus difficile pour la forme non convulsive et pour les formes frustes, d'autant plus que les malades peuvent réunir l'hystérie et les accidents oxycarbonés comme cela se voit souvent chez les cuisinières. D'autre part, on sait que l'intoxication carbonée peut engendrer l'hystérie chez les personnes indemnes de toute tare ou faire éclore cette affection chez les personnes plus ou moins prédisposées par hérédité ou autrement. Dans tous ces cas le diagnostic devient impossible.

Alcoolisme. — L'odeur caractéristique exhalée par le malade servira à distinguer l'état de l'ivresse (alcoolisme aigu) du coma d'origine oxycarbonée.

Beaucoup plus difficile est le diagnostic entre l'intoxication oxycarbonée et l'alcoolisme chronique d'autant plus que les deux peuvent se réunir (les cuisiniers pour apaiser la soif qui les tourmente toujours et vaincre la tendance à la somnolence s'adressent souvent aux liqueurs). L'étude attentive de l'évolution des symptômes de ces deux affections peut seule guider le médecin. Dans les deux cas on trouve les troubles digestifs ; mais dans l'un on a de l'inappétence, de la pyrosis, des pituites, souvent des gastrites (chronique, ulcéreuse) pouvant aboutir à l'ulcère rond et accompagnées fréquemment d'altérations hépatiques, congestion, stéatose, cirrhose graisseuse (cirrhose atrophique), ictère aigu (Leudet) précédés ou accompagnés d'un embonpoint jusqu'à une période assez avancée de la maladie ; dans l'autre cas nous avons dès le début une anémie profonde, une pâleur mate, un amaigrissement notable.

Comme troubles nerveux, on a dans l'alcoolisme le tremblement précoce (des doigts, des mains, des lèvres, de la langue), les troubles de la sensibilité (fourmillements, hyperesthésie, etc.), la céphalée au réveil, le vertige, l'insomnie, les cauchemars, les hallucinations, les convulsions épileptiformes et attaques apoplectiformes, les accès de manie aiguë et de lypémanie ou troubles cérébraux décrits sous le nom de *pseudo-paralysie générale, le délirium tremens*, les paralysies douloureuses débutant aux membres inférieurs par les extenseurs et pouvant se généraliser, paralysies rapidement complètes, flasques, accompagnées de myalgie, d'atrophie musculaire précoce, d'abolition des réflexes et de perte de la contractilié électrique, quelquefois des troubles de locomotion analogues au *tabès* (*pseudo-tabès alcoolique*, les *névrites périphériques*) débutant aux membres et pouvant quelquefois atteindre les nerfs crâniens), les *troubles oculaires* fréquents consistant en une *amblyopie toxique* (scotome central), en nyctalopie. Nous avons étudié les troubles nerveux à la suite de l'intoxication oxycarbonée.

On observe également les troubles trophiques et vaso-moteurs déterminés par l'alcoolisme et consistant en congestion ou anémie passagère des tissus jusqu'à l'œdème, à la mortification et à la gangrène des extrémités (Lancereaux); ces troubles sont symétriques et siègent aux extrémités.

Saturnisme. — Le diagnostic des accidents saturnins avec les accidents oxycarbonés est facile par la profession du malade, par les coliques et la constipation opiniâtre, par la paralysie des extenseurs, par les atteintes précédentes, par la présence du liséré saturnin sur les gencives, par les troubles de la sensibilité générale (hyperesthésie anesthésie, analgésie), par le tremblement saturnin particulier, par l'atrophie musculaire précoce, les accidents cérébraux (encéphalopathie saturnine), l'hystérie saturnine (Debove, Letulle), la goutte saturnine, la néphrite saturnine et la cachexie saturnine.

Arsénicisme. — a) *La forme aiguë* avec sa subdivision en *gastro-intestinale* (dont le syndrome peut simuler une attaque du choléra asiatique) et en *nerveuse* (caractérisée par la céphalée, le vertige, l'hyperesthésie du début, le délire, les convulsions et la paralysie.

b) *La forme subaiguë* déterminant les troubles digestifs et les troubles nerveux consistant en paralysies qui apparaissent en général au bout de quelques semaines, et présentent tous les caractères des paralysies d'origine périphérique (Brissaud, Brouardel).

c) *La forme chronique.* — L'arsénicisme professionnel produit des altérations portant sur la peau (pigmentations, éruptions vésiculeuses, ulcérations au niveau des doigts et des orteils) et sur les voies respiratoires (angine, coryza chroniques avec sécrétion muco-purulente, etc.)

Dans tous ces cas le diagnostic avec l'intoxication par CO peut se faire facilement grâce à l'appareil de Marsh qui permet de retrouver après sublimation des traces du poison dans les viscères généralement stéatosés, dans les ongles, les cheveux, sous forme de l'anneau caractéristique ; en cas de guérison et pendant six semaines, le poison peut être retrouvé dans les urines.

Phosphorisme. — a) *La forme aiguë* s'observe à la suite d'un empoisonnement criminel ; d'une tentative de suicide ou d'un accident. Le phosphore des allumettes est le plus souvent la cause de cette intoxication. Les symptômes auxquels elle donne lieu se divisent en trois périodes dont la première est caractérisée par les troubles digestifs, la deuxième (la plus caractéristique) constitue le syndrome de l'ictère grave avec prédominance de *phénomènes nerveux* (douleurs plus ou moins généralisées, des contractures fibrillaires, de l'hyperesthésie, de la photophobie, du délire et des hallucinations) ou de *phénomènes hémorragiques* (des épistaxis, des hématuries, du melæna, des hématémèses, des pétéchies).

b) *La forme chronique.* — Empoisonnement professionnel caractérisé par certains troubles généraux et la nécrose phosphorée des mâchoires, surtout inférieure. D'après Rossel et Magitot, il y a d'abord carie dentaire, puis périostite alvéolo-dentaire et enfin la mortification de l'os pouvant s'étendre aux os de la face et même à ceux de la base du crâne. On observe assez souvent une anémie grave, cachexie.

Comme on le voit les symptômes de cette intoxication sont assez nettement tranchés pour ne pas être confondus avec ceux de l'intoxication oxycarbonée.

Hydrargyrisme. — a) *Dans l'intoxication aiguë* on distingue l'hydrargyrisme professionnel donnant lieu à l'*éréthisme mercuriel* (des palpitations, de l'essoufflement de l'inappétence, de l'insomnie, de la pâleur). Bazin a étudié les éruptions (hydrargyrie) qu'on peut observer dans cette forme et dont il décrit une forme légère, une forme fébrile et une forme grave.

b) *Dans l'hydrargyrisme chronique* ou professionnel on observe, outre les accidents constituant l'éréthisme mercuriel, la déglobulisation constante du sang, le tremblement débutant par les extrémités supérieures et pouvant se généraliser, quelquefois les contractures intermittentes (calambres), rarement une *véritable paralysie mercurielle*, incomplète, passagère, d'origine périphérique, flasque, sans atrophie musculaire ni modification des réflexes. On a signalé une hystérie mercurielle (Letulle). Quelquefois il survient des hémorragies multiples, un affaiblissement général et une déchéance intellectuelle (Tardieu), et enfin la cachexie mercurielle.

Aucun des symptômes de l'hydrargyrisme n'est pathognomonique; la réunion de plusieurs d'entre eux, la marche des accidents et les commémoratifs permettent seuls de formuler le diagnostic.

HYROCARBURES. — La *benzine*, l'*essence de térébenthine*, l'*huile de naphte* ou de pétrole et d'autres composés du même genre déterminent des étourdissements, des vertiges, l'abolition plus ou moins complète de la motilité, un certain degré d'anesthésie ou d'hyperesthésie commençant par les extrémités et gagnant peu à peu des parties plus élevées et le tronc. Ces troubles ont un début soudain, une marche aiguë et semblable à l'ivresse. Pas de troubles digestifs.

Le sulfure de carbone donne lieu à des accidents faciles à diagnostiquer par les conditions au milieu desquelle ils se présentent, par une évolution plus rapide, par l'absence ou la rareté des troubles digestifs et des hallucinations (Delpech, *Industrie du caoutchouc*).

Le diagnostic est souvent difficile chez les jeunes enfants : on doit songer à l'intoxication oxycarbonée lorsqu'on se trouve en présence d'un enfant atteint de convulsions, de vomissements, de paralysie et présentant des signes d'anémie intense, dépérissant depuis quelque temps, alors que les conditions hygiéniques de l'enfant et son état de santé antérieure n'expliquent pas les accidents (Cadet de Gassicourt).

Dans la majorité des cas le *diagnostic de l'intoxication lente* par CO ne présentera pas de grandes difficultés et sera basée sur les faits suivants : constatation de la profession des malades, exercice prolongé de cette profession, début des accidents par la céphalalgie, les vertiges, les troubles digestifs, plus tard on constatera les signes d'anémie profonde, signes cardiaques, signes du côté du sang, troubles sensoriels et intellectuels, cachexie et, contrairement à toutes les espèces d'anémie, guérison rapide par les inhalations d'oxygène. Le diagnostic est au contraire difficile si l'intoxication n'est pas soupçonnée d'emblée ; on songe naturellement à toute sorte d'anémie (prétuberculeuse, des brightiques, chloro-anémique, des dyspeptiques, des cancéreux, etc.) jusqu'à l'anémie pernicieuse progressive.

Pour distinguer de la paralysie générale vraie les cas où les troubles mentaux de l'intoxication carbonée lente revêtent la forme de la pseudo-paralysie générale, Musso (1) appelle l'attention sur les signes primitifs, comme *mal de tête* (d'abord frontal, puis temporal), *paresthésie* dans le territoire du facial (fourmillement, bouffées de chaleur dans la figure), signes accompagnés parfois d'états congestifs. Quelques semaines plus tard surviennent les signes *d'irritation sensitivo-sensorielle* (photopsie, bourdonnements dans les oreilles, fourmillements aux extrémités) et en même temps ou un peu plus tard s'ajoutent de l'anxiété précordiale, des vertiges, de l'insomnie et de la faiblesse générale, signes s'accentuant d'autant plus que dure l'influence nocive de CO. Un autre signe différentiel résulte de ce fait que la guérison est possible bien que le malade présente tous les symptômes de la paralysie progressive vraie, tels qu'affaiblissement progressif des fonctions intellectuelles, faiblesse musculaire et incoordination des mouvements aux extré-

(1) *Riv. clin. di Bologna*, n° 8, I. 1885.

mités et aux jointures, attaques épileptiformes et apoplectiformes. (Cette guérison dans deux cas sur cinq observés par l'auteur était complète au bout de neuf mois d'un traitement approprié.) En outre, font défaut les signes caractéristiques des paralytiques généraux, comme les illusions et l'optimisme, et à leur place apparaissent dans l'empoisonnement par CO, comme Moreau l'a déjà fait voir, la dépression et les idées de persécution. Dans ce dernier cas on observe encore d'autres symptômes non moins caractéristiques, l'anémie constante avec amaigrissement accompagné d'un dépérissement accentué, la perte des réflexes patellaire et cornéen avec le réflexe cutané normal. Dans les cas défavorables apparaît presque toujours la démence paralytique.

TRAITEMENT

Le traitement des accidents oxycarbonés doit s'adresser à l'état général et à l'état local, et le premier a une bien plus grande importance, puisqu'il s'adresse à la cause même des accidents, qui est dans la plupart des cas une insuffisance fonctionnelle des globules créant une anémie particulière.

A. — TRAITEMENT GÉNÉRAL

Traitement de l'asphyxie. — Dans les cas légers, il suffit de soustraire le malade aux vapeurs délétères, en l'exposant à l'air frais, de faire cesser la constriction des vêtements, de donner à respirer les sels d'ammoniaque et de favoriser les vomissements, s'ils tendent à se produire. Dans le cas d'abaissement anormal de la température du corps, il est bon de coucher le malade dans un lit préalablement chauffé.

Dans les cas graves, indépendamment de la médication générale employée contre l'asphyxie, sont indiqués l'exposition à l'air froid et les aspersions de la tête d'eau froide et même glacée. Un frisson est le précurseur du rétablissement de la respiration. On cesse alors les affusions qu'on remplace par des frictions sur toute la surface du corps en commençant par les extrémités inférieures. La *saignée* est indiquée lorsqu'il existe des signes de congestion du côté de quelque viscère. En cas de congestion cérébrale on ordonnera des *sangsues* à la nuque ou au niveau des apophyses mastoïdes. La saignée révulsive peut être employée avec succès pour combattre les douleurs thoraciques, et surtout la céphalalgie persistante. Les excitants diffusibles et les vomitifs ne paraissent pas produire de bons effets. Les purgatifs en lavement avec de l'eau froide et même glacée produisent toujours un résultat favorable. Si le malade peut avaler, on lui donnera du café noir fort.

En même temps on pratiquera les *inhalations d'oxygène* qu'on combinera avec les *tractions rythmées* de la langue (Laborde).

Ne pas négliger de pratiquer la *respiration artificielle* avec persévérance pendant plusieurs heures, surtout dans les cas où il s'agit d'inhibition : en excitant le centre bulbaire, on réveillera les centres des mouvements respiratoires. Plus particulièrement est indiquée dans ces cas la faradisation du nerf phrénique.

Les injections sous-cutanées d'éther ont semblé donner de bons résultats. D'après Fr. Lüssem, il est inutile d'employer le superoxyde d'hydrogène et l'ozone pour transformer CO en CO^2; cependant, Spica et Menegazzi conseillent l'eau oxygénée (à 0,5 p. 100) injectée à de courts intervalles à la dose de 1 gr. (jusqu'à la dose totale de 6 gr.)

Hoffmann (de New-York) et Kloman prétendent avoir eu de bons effets avec les injections sous-cutanées de 0.5 à 1 milligramme de nitro-glycérine.

Klebs d'après ses théories prescrit l'ergotine en injections veineuses.

Remack a préconisé un courant galvanique constant.

Enfin, Siegfried Stoker (1) a insisté sur *la transfusion* du sang d'abord proposée par Kühne (1864), acceptée actuellement par beaucoup de cliniciens, Leyden entre autres, quoique encore refusée par von Bergmann.

Les globules sanguins du malade ne pouvant plus prendre et fixer de l'oxygène, il parait tout naturel de lui en fournir d'autres qui eux ne sont pas chargés de CO. Il faut l'employer très énergiquement et en même temps que la respiration artificielle.

A défaut de la transfusion sanguine on a proposé les injections d'eau salée (solution chlorurée à 7 p. 1000).

Cette dernière a donné de bons résultats dans les mains de Jersey (l'auteur de la méthode), de Bull (3 fois), de Wilkie (2 fois), de Schreiber (1 fois).

Lorsque les troubles de la motilité, de la sensibilité, etc., se montrent plus tard ou qu'ils succèdent à la forme chronique de l'intoxication, il faut s'adresser aux toniques, aux reconstituants, au fer surtout.

Le malade vivra au grand air et se livrera aux exercices du corps. Si la paralysie ne lui permet pas de marcher, il se fera promener tous les jours. L'*hydrothérapie*, les *bains de mer* et, à leur défaut, les *bains sulfureux* et *salés* feront grand bien. On prescrira le *vin de quinquina*, une nourriture généreuse.

(1) *Corresp. Blatt fur Schw. Aertzte*, XVIII, 1888.

Enfin dans les cas de faiblesse musculaire ou de paralysie, le malade se trouvera bien de l'usage de préparations de *noix vomique* :

a) *La poudre* à la dose de 0 gr. 02 à 0 gr. 20 en paquets, pilules ;

b) *L'extrait alcoolique* de 0 gr. 02 à 0 gr. 10 en pilules, potions ;

c) *La teinture alcoolique* de 0 gr. 50 à 1 gramme en potions ou par gouttes.

On pourra aussi employer la strychnine à l'intérieur en pilules de 1 à 6 milligrammes par jour.

Les névralgies, les douleurs violentes seront calmées par *les opiacés*, les injections hypodermiques *de morphine ; le chloral* en potion à la dose de 3 à 4 grammes.

De même on fera usage des *inhalations d'oxygène*.

Traitement par le fer. — Nous savons que sous l'influence du fer il y a augmentation de l'intensité de la tension artérielle et qu'il y a augmentation de l'intensité des actes organiques : c'est ainsi que la température générale s'élève, que l'urée s'élimine en plus grande quantité (Pokrowsky).

Herberger et Corneliani ont constaté l'augmentation des globules dans la proportion de un sur trois au bout de deux mois de traitement et cela même en dehors du régime animal. D'après Hayem, les globules n'augmentent pas, mais leur coloration augmente. On admet que le fer favorise la production des hématies (Richter), que c'est le type des hématogènes et des hématosiques (Pereira). Mialhe regarde le fer comme l'élément indispensable des globules. Hirtz admet que le fer élaboré par ses combinaisons nouvelles avec l'élément globulaire, et conduit par une série de métamorphoses, devient enfin tributaire de l'organisme.

On peut donner de 15 à 30 grammes de fer par mois : mais au delà de certaines limites l'absorption n'a plus lieu et le fer est évacué. En effet, quelles que soient les doses, il n'y a jamais que 0 gr. 25 à 0 gr. 30 de fer absorbé. Aussi, devrons-nous continuer longtemps la médication ferrugineuse.

Quant aux préparations à employer nous conseillons la *limaille*, le *sous-carbonate*, le fer réduit par l'hydrogène, le *tartrate ferrico-potassique*, ou le *lactate*, l'hypophosphate et les préparations connues sous le nom *pilules de Blaud* ou *de Vallet*.

Ces diverses préparations ferrugineuses pourront être employées à peu près indistinctement, et s'il est permis d'en juger par ce qui se passe dans l'anémie et la chlorose, avec un succès peu différent. Il n'est pas d'ailleurs indispensable que l'agent thérapeutique fer fournisse au sang le fer qui manque. Il suffira que la préparation martiale mette les organes dans des conditions de santé telles que ceux-ci trouvent en eux la puissance nécessaire pour assimiler le fer des aliments.

Quelle que soit la préparation qu'on choisisse, on devra dans tous les cas ne la donner qu'à doses très modérées : ainsi il suffira de prescrire par jour 0 gr. 30 ou 0 gr. 50 de limaille, ou de fer réduit ou de sous-carbonate et de les continuer longtemps jusqu'à ce que les globules soient revenus à leur chiffre normal.

Si l'affection reste stationnaire et ne fait pas de progrès

vers la guérison, il faudra changer la préparation martiale et à une préparation insoluble substituer une préparation soluble et réciproquement.

Enfin, tant que la guérison ne sera pas définitive et depuis un certain temps bien établie, il faudra se préparer à reprendre le traitement au moindre symptôme de récidive.

Les eaux ferrugineuses seront surtout à employer dans les cas rebelles.

Les eaux martiales de Labauche-Condé, Aumale, Saint-Dizier, Forges, sont plus riches en fer, mais l'absence d'acide carbonique les rend lourdes à l'estomac.

Les *eaux martiales chargées d'acide carbonique* se trouvent à Pyrmont (Allemagne, Waldeck), Schwalbach (Nassau), Spa (Belgique), Orezza (Corse).

Enfin, occupant le premier rang, nous nommerons les *eaux salino-martiales* et *gazeuzes à la fois*, de Château-Martin de Verpes, Renlaigue et surtout Saint-Nectaire et Luchon.

B. — TRAITEMENT LOCAL

Le traitement local, tout en étant subordonné au traitement de l'état général n'en a pas moins une réelle importance. Voyons ce qu'il conviendra de faire dans les différents cas que nous avons énumérés.

Contre *les paralysies du mouvement* on emploiera l'électrisation. La faradisation, si elle ne ramène pas le mouvement, aura le résultat d'empêcher les muscles paralysés de s'atrophier par défaut d'action.

Quant *à la sensibilité* dans le cas de névralgies, on

essaiera des frictions soit avec le liniment chloroformé soit avec le baume Opodeldoch.

L'électricité sera aussi employée sous forme de courants continus ou interrompus. On emploiera la cautérisation au fer rouge, ou, mieux, avec le thermo-cautère. Enfin, on aura recours à des vésicatoires volants posés *loco dolenti* et pansés avec un sel de morphine ; à l'intérieur des opiacés.

Les anesthésies réclament une médication excitante. Les moyens principaux de traitement seront : les irritants depuis les frictions stimulantes, les lotions et fumigations de vapeurs excitantes jusqu'aux révulsifs puissants (emplâtres, vésicatoires, etc).

L'électrisation de la peau par un courant interrompu est un moyen puissant et souvent héroïque, elle doit être pratiquée en se servant de plaques ou des brosses mécaniques et avec une intensité variable de courant.

Enfin on pourra avoir recours à la *métallothérapie*. On se trouvera bien également de l'emploi des aimants et de l'électropuncture.

Quant *aux éruptions cutanées* que nous avons vues se produire sous forme d'herpès, bulles de pemphigus, elles seront saupoudrées avec la poudre d'oxyde de zinc.

Les escarres seront pansées soit avec la poudre de quinquina soit avec le vin aromatique ou avec l'acide phénique.

Dans *le cas de troubles de la circulation locale* d'un ou de plusieurs membres, on se trouvera bien de frictions excitantes sur ces membres avec le baume de Fioraventi et de les recouvrir d'une couche d'ouate ; on aura aussi recours à la position élevée du membre.

Nous avons vu qu'ils pouvait y avoir *paralysie de la vessie* et *rétention* d'urine; on sondera le malade et on pratiquera les lavages de la vessie avec l'eau boriquée à 4 p. 100 dans les cas de stagnation de l'urine dans la vessie.

Lorsqu'il existe des *accidents cérébraux*, Moreau conseille l'emploi du *bromhydrate de quinine*, soit en injections hypodermiques, soit en pilules à la dose de 0 gr.10 à 0 gr. 40 par jour, les bains tièdes et prolongés, etc.

PROPHYLAXIE. — HYGIÈNE

Les moyens préventifs de l'intoxication carbonée sont des appareils assurant : 1° une combustion parfaite ; 2° une évacuation active des gaz de combustion ; 3° une ventilation généreuse des locaux.

Toute circonstance qui entrave la combustion favorise la formation de l'oxyde de carbone. Toute circonstance qui, au contraire, favorise l'accès de l'air et la facile combustion du charbon, diminue la proportion de ce gaz.

Pour éviter la cause de haute insalubrité, tant par la consommation d'air que par la production des gaz asphyxiants ou toxiques, le brasero ne doit servir que pour se réchauffer rapidement la superficie du corps, le visage et les mains ; il comporte même l'ouverture de la porte et des fenêtres.

Tous les appareils portatifs doivent être proscrits : non seulement les braseros, mais encore tous les poêles ou calorifères portatifs sans tuyaux, les chaufferettes au charbon de Paris usitées quelquefois dans les voitures publiques et très en vogue chez les femmes de certaines professions. On peut y ajouter le poêle américain également portatif qui a un tuyau destiné à être mis en communication avec une cheminée mais dont le tirage reste nul si la cheminée elle-même tire mal soit par défaut de construction, soit par le fait d'une très basse température dans son intérieur.

Veiller aux cheminées qui fument. Pour parer à cet inconvénient, diminuer le calibre de la cheminée ou établir une ventouse d'accès suffisamment large, obliger l'air rentrant à arriver sur le combustible et non au-dessus, exhausser le tuyau, donner une ventilation suffisante à chaque pièce, éviter l'embranchement de tous les conduits de cheminées dans un conduit central pour une même maison.

La cheminée est bien appropriée au chauffage d'un appartement, mais elle perd à peu près les deux tiers de la chaleur produite. Bien supérieurs à la cheminée sous ce rapport sont les poêles : ils ne perdent que de 6 à 8 p. 100 de la chaleur produite.

Chauffer les poêles en métal lentement et d'une façon continue, tandis que le chauffage peut être vif et intermittent dans les poêles en faïence qui doivent avoir plus de volume et plus de surface de chauffe que les premiers. Les poêles de fonte, outre qu'ils ne jouent aucun rôle dans la ventilation, à une température élevée, deviennent perméables à l'oxyde de carbone : cet inconvénient peut être évité en ne portant pas au rouge le poêle de fonte ou encore en construisant des poêles en tôle. Sous ce rapport plus salubres sont les poêles en céramique, terre ou faïence.

Si on se sert de poêles mobiles dits économiques (à combustion lente), il est nécessaire d'avoir une ventilation énergique, assurée d'autre part, et des tuyaux longs et il ne faut pas les transporter souvent d'une pièce dans une autre ; ajuster bien le couvercle.

Quant au gaz d'éclairage, vu qu'il contient de l'oxyde de carbone, il est nécessaire de l'épurer avant de le livrer à la consommation. M. Layet a émis l'idée d'appliquer *le protochlorure de cuivre* dissous dans l'acide chlorhydrique comme agent épurateur de CO. D'après les expériences de Gruber, le gaz d'éclairage ainsi dépouillé de son CO peut être respiré à 11 p. 100 d'air par des souris, sans leur causer autre chose qu'une légère ivresse.

Par une ventilation suffisante et une bonne disposition des ateliers, on doit veiller à éviter les accidents inhérents à la présence de ce gaz d'éclairage; à éviter toute fuite par le bon état des tuyaux ; à éviter toute filtration à travers les appareils et pour cela veiller attentivement à ne jamais laisser à sec les siphons où doit séjourner le gaz. Il ne faudrait jamais avoir un bec de gaz nu (bec papillon en aile de chauve-souris), dans l'intérieur des locaux vu qu'il favorise la combustion incomplète par les oscillations et les flammes trop longues. Il faudra tout au moins entourer la flamme d'un verre cylindrique ou d'un globe de cristal ou mieux se servir de becs ronds ou circulaires d'Auer, d'Argand ou de Siemens.

Il serait à souhaiter que les municipalités s'associent à la résolution prise par une commission d'expertise suisse — d'enjoindre aux Compagnies de gaz d'établir partout des appareils de contrôle (*avertisseurs des fuites de gaz*) permettant de reconnaître un fonctionnement défectueux dans le système des tuyaux et d'éviter ainsi les accidents.

L'éclairage au gaz serait sans inconvénient, employé en

plein air, cours, voies publiques, cependant s'il fallait choisir, c'est à l'électricité qu'on aurait recours, vu que ses dangers et ses accidents sont moins graves et moins étendus. Mais s'il s'agit d'espaces clos, le doute n'est plus possible : il y a nécessité de substituer l'électricité au gaz. Cette substitution est d'autant plus nécessaire que la salle sera plus petite, qu'elle sera moins ventilée et qu'elle contiendra un plus grand nombre d'individus. Il conviendra de varier les disposition suivant les circonstances et dans chaque cas particulier, la question devra être étudiée spécialement.

Le travail devant les feux expose les ouvriers à des inconvénients sérieux que nous résumons ainsi : *travail considérable et fatigue extrême, grandes déperditions sudorales, troubles apportés dans l'hématose par l'absorption lente, parfois rapide mais alors accidentelle, des gaz impropres à la respiration ou toxiques*. C'est surtout ces derniers qui nous intéressent plus spécialement. Dans ces industries, la condition de salubrité indispensable à remplir est une ventilation active comme mesure de prophylaxie à appliquer. Pour cela les bâtiments seront munis d'ouvertures suffisantes, toujours faciles à ouvrir ; ils seront surmontés de lanterneaux à lames de persiennes faisant office de ventilateur et assez spacieux pour permettre l'installation de larges hottes ou entonnoirs destinés à condenser les vapeurs et les poussières nuisibles.

On activera directement le tirage de ces hottes au moyen d'un fourneau d'appel placé dans leur cheminée, ou mieux en les faisant communiquer aux cheminées des fourneaux, à la cheminée centrale de l'usine.

Nous ne saurions établir des règles fixes dans le choix des divers appareils de chauffage : nous nous bornerons à dire qu'il faut éviter de chauffer l'air des ateliers ; les circulations de vapeur au pied des parois nous paraissent ce qu'il y a de mieux dans les locaux industriels.

Quant à l'éclairage artificiel, deux modes se partagent aujourd'hui les milieux industriels, ce sont : le gaz d'éclairage et la lumière électrique. L'avenir est sans doute à cette dernière, mais le gaz, toutefois, ne présente aucun inconvénient lorsqu'on fait usage de becs circulaires munis de cheminées en verre, lorsqu'on met les flammes assez loin des ouvriers pour empêcher l'action du rayonnement direct, et en ventilant convenablement la salle de manière à s'opposer à l'élévation de la température générale et à entrainer les produits de la combustion, au fur et à mesure de leur production.

Parmi les divers systèmes du chauffage appropriés aux maisons d'école — lycées, internats et autres — le plus usité et le mieux en rapport avec leur budget limité, c'est le poêle mobile en fonte, en tôle, en poterie : on a décrit ailleurs le poêle ventilateur si perfectionné de Geneste et Herscher : on pourra encore faire usage du microsiphon, des circulations d'eau ou de vapeur.

Le poêle en fonte à feu nu sera toujours interdit.

Dans les écoles il faut faire appel à la ventilation naturelle ou par le chauffage. Dans les lycées et les grands internats, on doit faire intervenir la ventilation mécanique. Le jour, c'est dans les classes, les études, les réfectoires que l'air sera renouvelé ; la nuit c'est dans les dortoirs : ceux-ci auront été aérés le matin ce qui ne dispense pas d'une large ventilation nocturne.

Les poêles à *combustion lente* ne sauraient être tolérés dans les chambres de casernes (Moissan).

La cheminée serait préférable aux poêles. On améliore notablement les conditions de salubrité de la chambrée en amenant dans le foyer du poêle de l'air puisé à l'extérieur (poêles dits ventilateurs). Quant à l'éclairage nocturne, quoique le bec Auer ait diminué les inconvénients du gaz, cependant on ne doit pas perdre de vue les dangers réels d'incendie et d'explosion que présente toujours une canalisation pour le gaz. Aussi serait-il à souhaiter de voir s'introduire l'éclairage par l'électricité dans les bâtiments militaires.

Le procédé qui a permis de déterminer exactement les proportions de CO dans les diverses atmosphères est celui de Boettcher, perfectionné par Fodor : après avoir agité 12 à 20 litres de l'air à examiner avec du sang dilué, on chauffe le sang dans un petit ballon à travers lequel on fait passer pendant 3 ou 4 heures un courant d'air débarrassé de son CO par une solution de chlorure de palladium. Le CO du sang mis en liberté par la chaleur se mélange à l'air du ballon, lequel passe à son tour à travers une nouvelle solution de chlorure de palladium. Le précipité métallique déterminé par CO est recueilli, traité par l'eau régale, redissous ; c'est cette liqueur dont on dose la richesse par la solution normale d'iodure. Au calcul de Welitchkowsky : 1 milligramme de palladium est réduit par 0 milligr. 2631 CO, ou 1 cc. CO répond à 4 milligr. 755 de palladium (Arnould, *Hygiène*, 3e édition).

Pour caractériser facilement, notamment au point de vue des recherches d'hygiène, l'oxyde de carbone dans l'air, une *solution faible de permanganate de potasse acidulée par l'acide azotique* est un réactif précieux, car il se décolore sous l'influence de l'oxyde de carbone et cette décoloration est accentuée par l'addition de nitrate d'argent (Mermet).

MÉDECINE LÉGALE

Dans l'un des chapitres précédents nous avons esquissé les conditions générales des intoxications oxycarbonées ; nous allons maintenant aborder le côté médico-légal de la question que nous empruntons à MM. Brouardel (1) et Coulier (2).

Ordinairement l'affaire vient devant les magistrats qui adressent à l'expert les questions suivantes :

1° L'individu vivait-il au moment où il a été placé dans un milieu imprégné d'oxyde de carbone, ou en d'autres termes, a-t-il respiré dans un foyer allumé ?

L'analyse du sang résoudra la question. (Voir l'anatomie pathologique.)

2° Est-on en présence d'un crime ou d'un suicide ?

Dans le cas de suicide double convenu d'avance, les accidents présentent ordinairement une gravité équivalente. Si l'un des deux sujets succombe et que l'autre survive, en outre de l'examen du sang, les symptômes qu'il présente ne sont pas moins graves et prouvent qu'il a été soumis à des conditions d'intoxication ana-

(1) *Loc. cit.*

(2) *Dictionnaire encycloped. des sc. méd.*

logues. Il est très difficile d'empoisonner un individu au moyen de CO, si cet individu est en possession de sa raison, s'il ne se trouve pas, au moment de la tentative, dans un état d'ivresse ou dans un profond sommeil.

La simulation sera facilement reconnue par l'expert : le sujet ou ne simulera que grossièrement les accidents ou n'en présentera point vu qu'il s'expose aux vapeurs oxycarbonées jusqu'au moment qu'il juge nécessaire pour faire croire à la justice à un double suicide.

On sait du reste combien la résistance à CO est variable suivant l'âge, le sexe, l'état de santé ou de maladie du sujet.

Voici dans quelles circonstances on observe généralement l'intoxication accidentelle. Au moment de se coucher, on ferme la clef placée dans le tuyau du poêle pour conserver la chaleur. Si cette clef est bien faite, et si le poêle contient encore du combustible bien carbonisé, ce poêle se transforme en brasero et les gaz délétères se répandent dans la pièce. Il peut paraître surprenant que ces accidents ne soient pas plus fréquents ; la raison en est dans la mauvaise confection des clefs qui ne ferment qu'incomplètement le tuyau et qu'un faible tirage qui persiste suffit pour aspirer et rejeter au dehors les gaz délétères.

Pour remédier facilement au mal, il suffirait qu'une ordonnance de police enjoignît aux constructeurs de poêles de faire des encoches à toutes les clefs.

Dans les autres circonstances on observe des accidents dans les maisons qui possèdent un seul tuyau auquel on fait aboutir toutes les cheminées correspondantes à chaque étage. Dans ces cas les vapeurs de charbon refroidies étant plus lourdes, les produits de combustion peuvent pénétrer facilement dans une pièce où l'air est plus dilaté, même si cette pièce se trouve à un étage supérieur. Pour éviter des accidents semblables il faut que chaque cheminée ait un tuyau séparé conduisant l'air brûlé jusqu'au-dessus du toit où il est versé au dehors ; lorsqu'une semblable disposition existe, il est de la plus haute importance lorsqu'on fait du feu dans l'une des cheminées d'un appartement, de ménager une entrée large et facile à l'air par les cheminées non allumées.

On a encore signalé la combustion lente des poutres et des solives causant l'asphyxie. Les produits de la combustion pénètrent par les interstices ou les fissures du plancher et donnent lieu à la forme chronique de l'asphyxie. Mais ordinairement c'est le hasard seul qui fait découvrir ce point de départ. La substitution du fer au bois pour la construction des poutres et des solives préviendrait ces accidents.

D'après M. Coulier les conditions d'expertise sont très variables : il les résume ainsi :

1° *Deux personnes étant placées à des hauteurs différentes, sur un lit et sur un parquet, par exemple, dans la même pièce, laquelle succombera la première?* — Quoique les expériences d'Orfila montrent que les gaz toxiques agissent d'abord en haut, puis en bas, ce n'est pas la règle, car dans chaque cas particulier les conditions peuvent varier à l'infini avec les dimensions ou la forme de la pièce, et avec la direction des courants d'air, et même l'existence des fissures auxquelles on applique le nez.

2° *Quelle est la quantité de charbon nécessaire pour causer l'asphyxie dans une chambre?* -- Se garder bien de donner à la justice une réponse ferme et décisive.

3° *Quelle quantité de charbon a-t-on employée? A-t-elle suffi pour amener l'asphyxie?* — La réponse n'est possible que s'il reste du charbon non consumé pour établir sa qualité et s'il est démontré que le fourneau ou autre récipient ne contenait pas antérieurement des cendres. L'expert ne répondra qu'approximativement à toutes ces causes de variation.

4° *Combien a-t-il fallu de temps pour déterminer l'asphyxie?* — Tenir compte de la grandeur de la pièce, de sa clôture, des courants d'air, etc.

5° *L'asphyxie est-elle possible dans une chambre mal fermée?* — Vu qu'elle est possible en plein air, elle l'est davantage dans une chambre dont même le carreau est cassé. D'autre part, la survie est possible dans une chambre bien close comme le prouvent les expériences de Faure (pénétration par la fissure de l'air normal dans une atmosphère délétère) et celles de Gréhant (passage par la fissure du gaz toxique dans une atmosphère normale).

6° *Quelle est l'influence du sexe et de l'âge?* — Généralement les femmes résistent mieux à l'intoxication ; puis dans l'ordre décroissant les hommes et enfin les enfants qui succombent les premiers.

7° *Quelle est l'influence de l'asphyxie sur la digestion?*

— Elle est généralement arrêtée ce qui permet dans certains cas de déterminer le moment de l'asphyxie.

8° *La syncope peut-elle empêcher l'asphyxie de se produire ?* — Pendant la syncope, la respiration se trouvant plus ou moins suspendue, le CO ne pénètre pas dans l'économie ; il est impossible de déterminer la durée de la syncope.

C'est M. Tourdes qui a le premier observé (1840) un cas d'intoxication par le gaz d'éclairage. D'autres auteurs, et surtout M. Layet (de Bordeaux) par ses expériences très démonstratives, ont mis absolument en cause CO en prouvant qu'il se trouve dans le gaz d'éclairage en proportion de 5 à 15 p. 100 suivant les villes. Les autres éléments constituants du gaz d'éclairage sont des gaz inertes ce qui a été prouvé par Regnault et Villejan pour le formène. Berthelot et Gautier pour l'acétylène, Bruneau pour le propylène.

L'expert requis par la justice peut se trouver devant trois ordres de faits :

1° Asphyxie foudroyante par la *pénétration brusque* du gaz d'éclairage dans les voies respiratoires. Comme des ouvriers qui amorçaient les conduits en aspirant fortement (Sédillot), des ouvriers travaillant dans une tranchée pour découvrir une fuite de gaz (Bruneau), délutant les cornues, manœuvrant les brouettes chargées de coke retiré incandescent du four. Dans tous ces cas la responsabilité civile serait engagée.

2° Les accidents à redouter lorsqu'il existe *une fuite de gaz dans un appartement* sont l'explosion et l'intoxication, la première se produisant toutes les fois qu'il y a 11 à 30 p. 100 de gaz d'éclairage, la seconde dès qu'il y a 5 p. 100.

Les conditions dans lesquelles elles se produisent sont, par exemple, lorsqu'un bec de gaz brûlant en veilleuse le gaz s'échappe plus abondamment au moment où la pression devient plus forte par l'extinction d'autres becs et vicie l'atmosphère, ou encore la réparation ou le nettoyage des conduits.

3° Pénétration du gaz dans les maisons où il n'est pas installé ; un tuyau de gaz ou un siphon étant fracturé, le gaz se répand dans le sol, plus ou moins perméable en été, et de là sur la chaussée sans incommoder personne. En hiver, le sol étant imperméable, le gaz se dirige à travers les pierres un peu disjointes des caves et de là est aspiré par les foyers chauffés.

Il peut arriver encore que le gaz d'éclairage passant à travers le sol perd son odeur et ses éléments hydrocarbonés, devient plus riche en CO et comme tel peut produire des accidents.

On voit combien, en pareil cas, l'expert doit faire ses recherches avec sagacité et prudence, et ne tirer des conclusions qu'après avoir bien examiné les circonstances et pris des renseignements sérieux.

L'expert examinera son sujet suivant les règles classiques et n'émettra de pronostic définitif qu'avec la plus grande réserve ; ceci est justifié par la longueur de la guérison et les complications qui peuvent la traverser, même à des périodes éloignées du début, ainsi que plusieurs observations en font foi.

De ce qui précède, il résulte que la législation protège la classe appelée à travailler dans un milieu industriel, dont toutes les causes d'insalubrité ou d'insécurité auront été consciencieusement reconnues par les parties intéressées et, autant que possible pratiquement atténuées ou annulées, sous le contrôle des autorités administratives et compétentes, et dans le cas où il y aura « faute du patron », et par suite, à la fois pénalité à appliquer et dommages à réparer de sa part, l'expertise paraît être la seule consécration efficace du droit des ouvriers.

Dans le mois de juin 1893, la Chambre des députés, se plaçant à un point de vue purement humanitaire et social, a adopté le projet de loi par lequel le principe du risque professionnel est établi comme base de l'assurance mutuelle obligatoire et de la création d'une caisse nationale d'assurance ; elle a maintenu la « faute lourde » aussi bien pour l'ouvrier que pour le patron. La question de responsabilité réciproque vis-à-vis la prophylaxie des accidents reste ainsi tout entière, mais en remplissant son devoir, le patron ne fera qu'alléger sa responsabilité. Quant aux ouvriers, il serait à souhaiter que, d'une part, leur instruction fût plus élevée, et, d'autre part, que les chefs des industries fassent établir des conférences par des gens compétents, pour enseigner les éléments d'hygiène générale et particulière.

OBSERVATIONS

Observation I

Intoxication par l'oxyde de carbone

(de M. le professeur Lépine)

Célestin L..., âgé de trente ans, garçon de magasin, est amené le 12 mars 1898 dans le service de M. le professeur Lépine, salle Sainte-Élisabeth, n° 7, avec un mot du Dr Michel, indiquant une intoxication par l'oxyde de carbone.

Nous n'avons pas de renseignements sur l'hérédité. Le malade est dans le coma complet, raide, la tête renversée en arrière. Écume abondante à la bouche. La respiration expiratoire est bruyante, 32.

Pouls 120, lent, régulier.

Pupilles réagissent bien. Les yeux oscillent continuellement. Les réflexes exagérés. Trépidation épileptoïde. Les extrémités sont chaudes. Réflexes olécranien exagéré. Réflexe cutané de la plante du pied assez net. Ni réflexes crémastériens ni abdominaux.

La raideur n'est pas égale des deux côtés, elle est plus marquée à droite au membre inférieur. Le réflexe serait plus nettement exagéré à gauche. Pas de cyanose du visage ; un peu de cyanose des extrémités. T. 37°5.

Dès qu'il n'a plus d'oxygène la respiration augmente.

Renseignements donnés par une parente qui connaît le malade depuis cinq ans. Jamais de crises épileptiques.

Depuis huit jours il avait fait part à cette personne d'idées de suicide ; probablement il s'agissait d'une histoire d'amour. Il n'a jamais présenté de troubles psychiques antérieurs.

Hier au soir, il avait parlé de nouveau de ses projets sans en indiquer la date. Rien n'a été entendu d'anormal dans la nuit par son propriétaire. Le matin sa parente voulant pénétrer chez lui à 7 heures a trouvé la porte close et les interstices bourrés de chiffons. On a forcé l'entrée, et on a vu le malade couché sur son lit déshabillé. La respiration était bruyante, à un tel point qu'on l'entendait en dehors de la chambre. Il existait de l'écume aux lèvres. La perte de connaissance était complète. Coloration normale de la peau.

Pas d'évacuations involontaires de matières fécales ni d'urines. Pas d'attitude spéciale.

Le médecin est arrivé vers 9 h. 1/2. Pas de traitement spécial.

Dans la chambre il existait sur une chaise près du lit un seau rempli de charbons encore en incandescence. Nous ne pouvons savoir s'il s'agissait de charbon de bois.

On a trouvé plusieurs lettres sur sa table : sur l'une on lisait 10 h. 1/2.

13 mars. — Son état était le même que la veille.

14 mars. — Le malade n'a pas uriné depuis son entrée ; il a été sondé. Il a bu une chopine de lait. Ce matin le malade répond d'une manière vague. Il est encore un peu raide. Il ne paraît pas avoir de réflexes rotuliens exagérés. Il a encore la trépidation du pied, les bras raides. Il existe sur la langue une ulcération couverte de fausses membranes (bord gauche).

Pouls régulier. R. 18.

Pupilles dilatées. Pas de céphalée. Le bras droit est plus faible que l'autre. Pour les jambes, les mouvements volontaires sont aussi impossibles à droite qu'à gauche. La main droite serait un peu plus chaude que l'autre.

Le malade affirme avoir acheté pour huit sous de charbon de bois. Il se rappelle avoir un peu de tintements d'oreille. Pas de fourmillements dans les mains.

15 mars. — Le malade ne marche que difficilement étant soutenu. Il se tient debout mais sans sûreté. Il est aussi fort sur un pied que sur l'autre. Les fesses douloureuses à la pression. Trépidation épileptoïde comme hier.

Dynamométrie. — A droite, 30 ; à gauche, 30.

Pouls 90, régulier.

Il n'a rien mangé depuis hier. Il se souvient encore mal.

16 mars. — Amélioration notable.

21 mars. — Le malade a *saigné du nez* ; le sang est bien rouge. Les jambes sont améliorées.

23 mars. — Le malade a ses réflexes un peu exagérés. Il est hébété ce matin. Il a saigné du nez et aurait de la céphalée après. Pas de fourmillements dans les membres. Pouls petit et de tension moyenne.

25 mars. — Le malade retient mal les noms. Les troubles de la parole persistent. Le malade a fait une division avec peu d'erreurs, mais il connaît assez bien le mécanisme de cette opération.

Observation II

Intoxication par l'oxyde de carbone — Hallucination de l'ouïe et de l'odorat Idées de persécution

(Due à l'obligeance de M. le professeur Pierret)

Louise V...., âgée de quarante-trois ans, ménagère, entre le 21 février 1897 à l'asile d'aliénés de Bron (Rhône), dans le service de M. le professeur Pierret.

Physionomie attristée. Léger degré d'asymétrie.

Les sillons sont moins marqués et un peu plus abaissés à droite; dissociation expressive. Pupilles normales. Oreilles paraissant normales, entend également des deux côtés. Langue légèrement blanchâtre sans tremblements fibrillaires ni aux mains.

Poumons, rien à signaler.

Cœur, bruits un peu sourds, ni souffle, ni dédoublement.

Foie normal.

Estomac paraît normal, aucune douleur ni à la pression, ni à la palpation, pas de clapotements.

Organes génitaux : La malade a une fille de dix-sept ans, et depuis son accouchement qui fut laborieux, a gardé la région de l'abdomen facilement douloureuse et inflammable.

La malade est réglée à ce moment; son sang présente une mauvaise odeur qu'elle attribue à quelque maléfice; jamais elle n'avait senti mauvais.

Réflexes normaux.

Les urines contiennent de l'albumine.

La malade a toujours été sujette aux maux de tête qui datent de l'enfance et qui n'ont du reste été modifiés en aucune sorte, ni par l'apparition des règles à seize ans, ni par une grossesse.

La malade fait remonter ses contrariétés dès son arrivée à Oullins : on cherchait à accaparer sa petite, on disait du mal d'elle; depuis deux mois elle est poursuivie par une voix qui lui dit toute sorte de choses et qui l'empêche de dormir.

Hallucinations de l'ouïe; les voix partent habituellement d'en bas.

Hallucinations de l'odorat; on lui emplit sa chambre de mauvaises odeurs.

Elle attribue ces voix aux locataires qui étaient entrés au-dessous de chez elle.

Par moment il lui semblait qu'on lui lançait de l'électricité, elle ressentait des piqûres par tout le corps; un moment elle avait chaud, un moment elle avait froid.

Il y a huit jours, sa voisine, Mme L..., monta chez elle et immédiatement une odeur de chien pourri se répandit dans la chambre.

Elle quitta Oullins et vint à l'hôtel à Lyon où toute la nuit on fit un vacarme épouvantable au-dessus de sa tête et on lui jeta un sortilège, car c'est là que ses règles apparurent d'une façon très abondante et avec de l'odeur.

Croit que ce sont des malfaiteurs qui la poursuivent et ces malfaiteurs ne seraient autres que ses voisins.

Prétend que placée auprès d'un calorifère elle ressent aussitôt des piqûres et des troubles sensoriels qui lui sont très pénibles. A l'air elle n'a rien (dit-elle).

Le fourneau du voisin était adossé à l'alcôve de sa fille et c'est de là que venaient ces odeurs (a été vérifié : le tuyau passait dans l'alcôve).

26 février 1897. — La malade dit qu'elle a quitté son domicile pour éviter de supporter ce qu'elle supporte ici. Se plaint toujours du feu. S'éloigne de lui au cabinet d'observation et ressent des picotements quand les infirmières passent à côté d'elle; croit qu'on veut la faire mourir et pourtant n'a demandé que trois choses sur la terre : tranquillité, travail, secours promis.

8 mars 1897. — La malade est toujours dans le même état; refuse de s'approcher du feu.

18 mars 1897. — Excitabilité :

« Qui donc m'a donné la gale?... Qui donc m'a jeté du vitriol?... Qui donc m'a lancé des odeurs?... Qui donc m'a brûlée? »

13 avril 1897. — La malade présente toujours la même *folie à forme mélancolique* avec *hallucinations des sens* et *idées de persécution*. Peut-être y aurait-il un léger mieux, serait moins affirmative dans ses déclarations.

3 juillet 1897. — La malade dit qu'elle va bien, qu'elle est complètement guérie. Quand on lui demande ce qu'elle avait avant, elle répond qu'on avait mis des impuretés dans son sang et des voix dans ses oreilles.

Observation III

Asphyxie par la vapeur de charbon — Paralysie partielle Contracture permanente — Troubles trophiques

(Leudet, *Arch. de méd.*, 1865)

H..., trente ans, chauffeur à bord d'un remorqueur, est apporté le 20 novembre 1863, le matin, dans le service de Leudet, à l'Hôtel-Dieu de Rouen. Il est couché au lit 34 de la salle 66.

Dans la soirée du 19, H..., bien portant, se couche dans sa cabine ayant préalablement fermé les ouvertures et allumé un peu de charbon de bois avec un peu de houille. Le lendemain matin il fut trouvé sans connaissance.

Le 20 novembre. — Son état : coma, absence complete de connaissance, insensibilité générale à la piqûre, pâleur de la face, rougeurs en ligne à la partie postérieure et externe et médiane de chaque avant-bras, allongées suivant le trajet du nerf radial sans tuméfaction du tissu cellulaire sous-jacent. Ces rougeurs légères étaient plus marquées à droite qu'à gauche. Les vêtements ne présentaient aucune trace de brûlure. A la tempe droite, vers le bord externe de l'orbite, existait une petite plaque de rougeur sans tuméfaction analogue à celle des avant-bras ; refroidissement des extrémités, pupilles dilatées, pouls petit et fréquent. L'excitabilité électrique nervo-musculaire des membres était abolie. A 1 heure 1/2, cessation du coma. H... ouvre les yeux par moment, ne répond à aucune question et les referme ensuite. Vésicatoire à chaque mollet, saignée du bras 250 grammes. Le sang extrait de la saignée est très rose et non coagulé.

Le 21 novembre. — Le coma persiste, pas de stertor, face pâle, 128 pulsations, résolution des membres ; quelques vésicules herpétiques se sont développées à la tempe droite où la douleur a diminué ; elle a plutôt augmenté à la face postérieure de l'avant-bras droit mais il n'y existe pas de vésicules ; à l'avant-bras gauche, elle a presque disparu ; urines involontaires, lavements avec 100 grammes de sel. Julep, 15 gouttes de teinture de coloquinte.

14 décembre. — Le coma a persisté jusque dans la nuit dernière. Ce matin peau sudorale ; 12 pulsations, intelligence très bonne. H.... ne se rappelle aucun des phénomènes qui se sont succédé depuis son entrée.

Aucun trouble de la vue, H... n'accuse aucune douleur, seulement une sensation d'engourdissement dans les trois derniers doigts de la main droite qui s'étendent difficilement : la demi-flexion dans laquelle ils sont maintenus peut être par contre légèrement exagérée. Les deux premiers doigts de cette main conservent leurs mouvements d'extension et de flexion. Une dizaine de petits groupes d'herpès du volume d'une tête d'épingle se sont développés sur la partie moyenne et un peu interne de l'avant-bras broit. La rougeur préexistante, siégeant un peu en dehors d'eux, s'est fondue et paraît s'accompagner d'un engorgement du tissu cellulaire sous-cutané ; sensibilité normale en ce point comme dans toute l'étendue des doigts. Escarre à la partie inférieure du sacrum de la largeur de la paume de la main. Tisane vineuse, lavements purgatifs, deux bouillons.

23 au 30 décembre. — H... est à peu près dans le même état ; connaissance complète, apyrexie, même impossibilité de l'extension des trois derniers doigts de la main droite. Dessiccation rapide des groupes d'herpès, diminution de la rougeur. Intégrité de la sensibilité des mouvements de la flexion des doigts de la main et de l'avant-bras. Disparition de la rougeur de la face postérieure de l'avant-bras gauche, de la tempe gauche où les groupes d'herpès se sont desséchés. L'escarre du sacrum s'entoure d'une auréole rouge et commence à se décoller à la fin de cette époque. Appétit normal, dyspnée, ni paralysie des membres inférieurs.

1er janvier 1864. — Développement en arrière de la cuisse

droite sur le trajet du sciatique d'une vingtaine de groupes d'herpès. Les uns remontent verticalement sur la fesse droite, à partir de l'émergence du grand nerf sciatique jusqu'à la crête iliaque. Les jours suivants, l'herpès se dessèche.

5 au 20 janvier. — État général bon, H... ne se plaint que d'une douleur au niveau de l'escarre du sacrum dont la partie modifiée est à demi détachée. Les injections avec la teinture d'iode sont faites dans la partie décollée de l'escarre.

A la fin de cette période, l'élimination de l'escarre est complète.

La plaie se recouvre de bourgeons charnus ; l'état de l'avant-bras est resté le même, la tuméfaction locale a diminué ainsi que la rougeur, mais l'extension est presque impossible dans les trois derniers doigts de la main droite ; elle est moins étendue que dans l'état normal dans l'indicateur et le pouce. L'électrisation des nerfs et des muscles extenseurs des doigts ne donne ni mouvements ni douleurs. A la face interne de l'avant-bras droit, au bras et partout ailleurs, l'électrisation produit des effets normaux.

24 janvier. — H... sort dans le même état.

Observation IV

Asphyxie par des vapeurs de charbon. — Zona développé au onzième jour de la maladie sur le trajet facial des branches terminales

(Leudet, *Arch. de méd.*, 1865)

A..., âgé de soixante-dix ans, entre le 10 février 1863 à l'hospice de Rouen. Il s'exposa pour se suicider aux vapeurs de charbon et tomba dans son cabinet ; s'étant fait des brûlures au second degré aux avant-bras et aux mains il est apporté l'après-midi du même jour à l'hospice, présentant des signes de congestion pulmonaire et cérébrale. Le malade qui était dans la somnolence et répondait difficilement est plus éveillé le lendemain. Les brûlures sont cicatrisées lorsque le 21 février apparaît, sur la moitié gauche, du zona qui suit les branches faciales du trijumeau. Les vésicules se rencontrent sur le front au-dessus de l'orbite, sur les rameaux terminaux du sous-orbitaire, au menton sur les filets mentonniers. L'état du malade avait été en s'améliorant jusqu'au 6 mars. A partir de ce jour se manifeste une congestion pulmonaire avec crachats pneumorrhagiques.

20 mars. — Un vésicatoire appliqué le 7 mars est rouge et enflammé, avec un bord noirâtre au niveau de l'angle de l'omoplate; l'état général et local du poumon s'aggravent graduellement et O... meurt comateux le 13 mars 1863. L'autopsie n'a pas été faite.

Observation V

Chorée partielle développée à la suite de l'asphyxie par la vapeur de charbon

(Leudet, *Arch. de méd.*, 1865)

G..., âgé de soixante et un ans, entre le 7 janvier à l'Hôtel-Dieu de Rouen.

Il paraît avoir abusé fréquemment des boissons alcooliques. Il aurait fait dans ces derniers temps plusieurs tentatives de suicide, l'une entre autres par pendaison.

Le 6 janvier au soir, il s'enferma dans sa chambre pour s'asphyxier au moyen des vapeurs de charbon. On le trouva vers minuit sans connaissance et se débattant violemment, apporté à l'Hôtel-Dieu dans la journée du 7 janvier il est dans l'état suivant : perte complète de connaissance, face pâle, agitation continuelle. Mouvements consécutifs de flexion et d'extension du bras droit, sensibilité obtuse sur toute la surface de la peau. Aucune dilatation des pupilles.

Pouls 56, plusieurs selles involontaires du 8 au 10, l'intelligence ne se rétablit qu'incomplètement, les mouvements choréiques qui ont été en diminuant d'intensité cessent le 13 janvier au matin. Le bras de ce côté ne présente aucune différence *de force ou de sensibilité. G... sort le 30. Les mouvements choréiques n'ont pas reparu.*

Observation VI

Asphyxie incomplète par la vapeur de charbon : coma de peu de durée. Douleur localisée à la fesse droite et suivant le trajet du sciatique. Paralysie des extenseurs puis perte absolue du mouvement dans le membre inférieur droit s'étendant ensuite au membre inférieur du côté opposé, aux membres supérieurs et enfin à la face. Délire. Mort. Intégrité de la moelle et du cerveau, névrite du sciatique droit.

(Leudet, *loc. cit.*)

R... Olivier, âgé de cinquante et un ans, domestique, entre le 22 décembre 1856 à l'Hôtel-Dieu de Rouen (service de Leudet).

Habituellement d'une bonne santé, il a abusé de la vie sous toutes ses faces.

Il a abusé des boissons alcooliques. Pas de rhumatisme, pas de sciatique.

Le 21 décembre au soir, après avoir bu un litre d'eau-de-vie, il résolut alors d'en finir avec la vie. Pour cela, il eut recours à un fourneau rempli de charbon de bois. Il se coucha ensuite et tomba bientôt dans l'engourdissement sans éprouver aucune sensation désagréable. Les voisins l'apportent à l'Hôtel-Dieu le 22 à l'état d'engourdissement et de perte de connaissance incomplète. Le malade nous apprit qu'il avait recouvré connaissance incomplètement de son domicile à l'Hôtel-Dieu.

Dans la nuit du 22 au 23, plusieurs vomissements, retour graduel à la connaissance.

Le 23, connaissance complète, céphalée frontale gravative. Pas d'étourdissements, pas de troubles de sens. Mouvement conservé. Douleur gravative, lancinante dans la fesse droite au niveau du lieu d'émergence du sciatique. Là il existe une plaque rouge elliptique, large, sans soulèvement phlycténoïde. Douleur par la pression, pas de douleur dans les autres portions de l'os iliaque.

Mouvements faciles de la cuisse droite.

Du 24 au 31 décembre état stationnaire, l'affaiblissement est marqué. Cependant tous les mouvements volontaires sont possibles. Langueur intellectuelle, persistance de la douleur au niveau de l'émergence du sciatique droit. Cette douleur sourde, continue, se propage par moments sous forme d'élancements dirigés de haut en bas sur le trajet du sciatique et de sa branche poplitée externe jusqu'au pied. La rougeur a disparu à la fesse, l'empâtement s'est limité au point d'émergence du sciatique. Pas de douleur par pression sur l'os ou par les mouvements imprimés à la cuisse. Peu d'appétit, diarrhée dans les derniers jours, selles volontaires, sans coliques. Le toucher rectal ne fait découvrir aucune lésion dans le bassin. Urines rendues spontanément ne contiennent ni albumine, ni sucre.

Les 1-10 janvier 1857. — Persistance de l'affaiblissement général, soif, anorexie, mouvements spontanés difficiles dans les extenseurs de la jambe droite ; orteils immobilisés ; mouvements cependant dans la cuisse droite, le malade peut sortir seul la jambe droite du lit.

Le 11. — Affaiblissement de plus en plus prononcé dans les deux membres inférieurs. Depuis la veille au soir paralysie complète du mouvement dans la jambe droite, incomplete dans la jambe gauche.

Le 12. — Extension rapide de la paralysie, perte de mouvement absolue aux deux membres inférieurs, incomplète dans les deux bras. Le malade ne peut saisir un objet de petit volume ou manger seul ou se placer sur son séant. Fourmillements dans les deux jambes, élancements surtout dans le membre inférieur droit. Langue bien tirée, articulation des mots facile, pas de délire, intelligence intacte. Pas de douleur sur le rachis, spontanée ou provoquée par la pression. Anorexie, soif, selles involontaires, pas de trouble dans la miction. Pas de fièvre.

Le 13. — Paralysie plus marquée aux membres supérieurs, absolue aux membres inférieurs. Abaissement léger de la commissure labiale gauche, occlusion incomplète des paupières de ce côté ; le malade arrive encore à porter ses mains à sa face en s'aidant l'un de l'autre et avec beaucoup d'efforts. Un peu d'embarras dans la parole, langue bien tirée, déglutition commençant à devenir difficile et causant des accès de toux.

Intelligence normale, persistance des fourmillements dans les membres. Même état général.

Le 14. — Aggravation des accidents, paralysie complète du mouvement dans les membres supérieurs et inférieurs ; parole et déglutition plus difficiles, paralysie faciale prononcée à gauche.

Dans la soirée un peu de délire, le malade n'accuse aucune douleur dans les membres, dans la cuisse droite ou la tête, aucun trouble de sens.

Le 15. — Persistance du même état ; délire, mort à 8 heures du soir.

Examen du cadavre trente-six heures après la mort, raideur cadavérique marquée, un peu de teinte verdâtre des téguments de l'abdomen.

Autopsie.

Cerveau. — Méninges un peu opalines, soulevées, s'enlèvent sans entraîner la pulpe cérébrale. Celle-ci est d'une bonne consistance sans injection, ni ramollissement dans aucune des parties cérébrales.

Moelle. — Pas de lésion, ni apoplexie, ni injection dans les méninges rachidiennes.

Pas d'injection ni ramollissement dans la pulpe médullaire (dans la substance grise et blanche). Les branches du plexus sont normales à l'exception du nerf sciatique droit qui est au moins d'un tiers plus volumineux que celui du côté opposé. Sa gaîne celluleuse, son névritème sont injectés et plus épais, plus durs à droite qu'à gauche. A l'examen microscopique, ce tissu morbide qui entoure et comprime les tubes nerveux est trouvé composé uniquement de fibres de tissu cellulaire sans trace d'aucun produit hétérogène, cette atténuation ne s'étend que sur une hauteur d'un pouce environ. Plus bas, à la cuisse, le nerf sciatique est sain. Les tissus environnants, os iliaque, tissus cellulaire, musculaire, étaient sains ; aucune trace d'abcès.

Rien d'anormal dans les autres viscères.

Observation VII

Asphyxie par les vapeurs de charbon. — Pemphigus, escarres abcès multiples.

(Hasse, *Preussische Vereinszeit*, n° 35, 1859)

Cinq soldats furent exposés, depuis le soir du 1er décembre 1858, jusqu'au matin du 2, aux vapeurs dégagées de la combustion de la houille, dans un poêle dont la soupape était fermée : deux furent trouvés morts, un mourut de convulsions au bout de quelques heures ; chez les deux autres on observa les phénomènes suivants.

Le conscrit R... resta pendant huit jours sans connaissance avec fièvre à rémission et paralysie jusqu'au douzième jour, époque de sa mort ; au sixième jour toute la peau se recouvrit de bulles pemphigoïdes et il survint une escarre ; au huitième jour, la connaissance revint mais incomplètement. Le malade succomba à la suite d'une nouvelle poussée de bulles de pemphigus et d'une suppuration profuse, provenue de l'escarre du sacrum. Les extrémités étaient privées de mouvement, la vessie paralysée, l'urine riche en ammoniaque et en sucre.

Le soldat M... revint en quatorze heures à la connaissance, demeura néanmoins abattu et atteint d'une paralysie incomplète de la vessie. Chez lui, quoiqu'il n'eût été que trois jours alité, il survint de volumineux abcès à la poitrine et à la fesse gauche.

L'autopsie a montré dans les deux cas l'hyperémie du cerveau.

Observation VIII

Troubles trophiques consécutifs à l'empoisonnement par CO

(Rendu, *Un. méd.*, n° 41, 1891)

Il s'agit d'un homme de soixante-sept ans qui tenta de s'asphyxier par CO. La chambre fut ouverte trois heures après le début de l'intoxication, vingt heures après le malade avait recouvré son intelligence, sa liberté de mouvement et n'accusait d'autre trouble fonctionnel qu'une douleur plantaire qui s'expliquait par la présence de deux grosses ampoules phlycténoïdes de la grandeur d'une pièce de cinq francs.

Il n'y avait ni anesthésie, ni hyperesthésie de la région. Un coup de ciseau mit à nu un exsudat gélatiniforme rosé, et la guérison n'était pas encore complète au bout de dix jours, le malade éprouvait des douleurs en marchant.

Observation IX

Intoxication par la vapeur de charbon. — Paralysie intéressant la face du côté droit ainsi que les extenseurs de l'avant-bras droit et du pied du même côté. — Guérison lente.

(Rendu *Un. méd. n° 33*, 1882)

Le 14 novembre 1881, on amenait dans mon service, salle Sainte-Marguerite, n° 20, une femme M..., âgée de trente-six ans, atteinte d'une sorte d'hémiplégie singulière, consécutive à une intoxication par la vapeur de charbon. L'accident datait déjà de plus d'un mois, mais à l'intensité près des symptômes, les troubles fonctionnels avaient constamment présenté les mêmes allures.

Voici ce que nous a raconté la malade. Elle a joui toujours d'une santé parfaite. Sa mère est bien portante; son père a succombé à un ictère grave. Ni ses parents ni elle n'ont jamais présenté aucune manifestation hystérique. Elle a toujours été parfaitement réglée, sans qu'au moment de ses périodes menstruelles elle fût souffrante ou particulièrement irritable. En un mot, rien dans ses antécédents qui révèle un état névropathique antérieur. Elle a deux enfants bien portants nullement nerveux.

Le 19 septembre, voulant repasser du linge, elle alluma un petit fourneau qu'elle laissa par mégarde dans une pièce étroite dont les portes et les fenêtres étaient hermétiquement closes. Elle ressentit bientôt une certaine lourdeur de tête, de la somnolence, et s'endormit sur une chaise, en proie à un malaise considérable ; elle ne sait plus, dit-elle, ce qui arriva ensuite, parce qu'elle perdit la connaissance. Son mari rentrant vers minuit, la trouva cyanosée, sans connaissance, absolument insensible. Elle resta dans le coma pendant toute la nuit et ne reprit ses sens que le lendemain matin, mais alors on s'aperçut qu'elle avait une déviation de la face à gauche, et qu'elle ne pouvait se servir ni de sa main, ni de sa jambe droites, quoique les mouvements de flexion, d'extension et de déplacement latéral de la cuisse et du bras fussent faciles. Elle n'éprouvait aucune difficulté pour articuler les mots et elle affirme n'avoir été à aucun moment aphasique. Le symptôme le plus pénible pour elle était un empâtement douloureux qui siégeait non plus sur l'avant-bras paralysé, mais sur la partie moyenne du bras droit ; à ce niveau, la peau était rouge, violacée, tres sensible à la pression ; on put craindre l'imminence d'un abcès mais peu à peu, l'œdème diminua, et il ne resta qu'une plaque indurée encore douloureuse. Au contraire elle ne sentait pas les objets qu'elle touchait avec la main, ni le sol sur lequel elle s'appuyait avec la jambe droite.

Au bout de six semaines de traitement par des frictions, de l'électrisation et des bains, la malade se décida à entrer à l'hôpital, presque dans le même état, dit-elle, que peu de jours après son accident.

Le 13 novembre, à l'entrée : la malade est une femme de taille moyenne, d'apparence robuste et bien musclée. Ce qui frappe, à première vue, c'est une paralysie motrice qui porte à la fois sur la moitié droite de l'avant-bras droit et la jambe.

1° *L'hémiplegie faciale* est légère, elle l'était davantage au début au dire de la malade.

Lorsque les traits de la figure sont en repos, on ne constate pas de différence marquée entre les deux côtés de la face, tout au plus existe-t-il un très léger degré d'abaissement de la commissure labiale droite et un effacement du sillon naso-génien. Quand on fait parler ou rire la malade, ce qui met en jeu les muscles de l'expression faciale, l'hémiplégie devient plus manifeste. Les traits sont entraînés à gauche, l'acte de siffler, de soufller, se fait imparfaitement par suite de la paralysie (très incomplète) du buccinateur.

Il en est de même de l'orbiculaire palpébral, qui se contracte insuffisamment lorsque la malade fronce le sourcil ou le relève, la moitié droite du front reste lisse, tandis qu'à gauche les plis sont très accentués. Cependant la paralysie de l'orbiculaire n'est pas assez prononcée pour entraîner l'inocclusion totale de l'œil, les paupières se referment mais incomplètement et laissent une portion de la sclérotique à découvert sous forme de fente. Pas d'épiphora. Le goût est intact, la sensibilité tactile et gustative de la langue est normale, l'ouïe parfaite. Pas de troubles des organes des sens. La sensibilité cutanée est parfaite; il n'existe, en un mot, qu'une parésie motrice, portant sur les muscles de l'expression faciale sans excepter l'orbiculaire palpébral.

2° *La paralysie du membre supérieur* offre, à première vue, l'aspect d'une paralysie radiale, car elle porte sur l'avant-bras et, de préférence, sur les extenseurs. La main est en flexion complète, avec impossibilité de la redresser. Vient-on à relever le poignet et à le placer dans la situation normale, la malade ne peut pas relever les phalanges, ce qui prouve que les extenseurs communs des doigts et les extenseurs propres du pouce et de l'index sont frappés d'inertie. Les mouvements de la latéralité du poignet ne sont pas davantage possibles, (paralysie du cubital postérieur). Ceux de la supination sont très obscurs, et une analyse exacte permet de les rapporter exclusivement à la contraction du biceps qui est intact. Par contre le long supinateur est respecté ce qui établit une différence entre cette forme de paralysie et celle du nerf radial.

Les interosseux de la main sont également inertes, car en plaçant la main sur une autre surface plane, le mouvement d'écartement et de rapprochement des phalanges, par rapport à l'axe du médius, n'est pas possible, non plus que le redressement séparé de la phalangine et de la phalangette. Quand la malade veut saisir un objet, les fléchisseurs seuls se contractent entraînant la totalité de la main vers la face antérieure de l'avant-bras; aussi la main a-t-elle constamment l'attitude dite en griffe, par suite de la prédominance de la tonicité des fléchisseurs. Ceux-ci, cependant, ne paraissent pas absolument indemnes ; car en maintenant la main de la malade artificiellement redressée, et en lui faisant serrer un dynamomètre, on voit qu'elle ne fournit qu'une pression insignifiante. En un mot, paralysie complète du groupe des extenseurs et des interosseux, ainsi que du court supinateur ; affaiblissement, sans paralysie véritable, des fléchisseurs, tels sont les symptômes observés à l'avant-bras. Quant au bras, il est parfaitement indemne, et, sauf la plaque œdémateuse de la peau, il exécute avec la plus grande aisance tous les mouvements possibles. La force, à ce niveau, est bien conservée, la malade soulève avec le coude plié à angle droit une chaise assez lourde, aussi bien qu'avec le membre intact.

3° *La paralysie du membre inférieur droit* est calquée sur celle de l'avant-bras : la cuisse se meut dans tous les sens. Mais à la jambe l'inertie fonctionnelle est encore plus prononcée qu'à l'avant-bras. Le groupe des extenseurs est absolument paralysé, ainsi que les péroniers latéraux : la malade est dans l'impossibilité de relever le pied ou de le porter en dehors. Lorsqu'elle marche, la pointe du pied se renverse en bas et en dedans et traîne sur le sol ; et c'est à peine si la malade peut se tenir debout en s'appuyant sur une canne. Quand on imprime des mouvements artificiels à la jambe, le pied oscille, inerte, à droite et à gauche, sans aucune résistance ; seuls les fléchisseurs et le groupe des muscles du tendon d'Achille obéissent à la volonté et se contractent, mais moins énergiquement que normalement.

Comme troubles de la sensibilité : à la face elle est normale, résultat facile à prévoir, puisque la paralysie faciale offre tous les traits principaux d'une parésie périphérique et que, d'autre part, le trijumeau n'a subi aucune atteinte. Aux membres elle est également intacte dans le segment supérieur (bras et cuisse) mais à l'avant-bras droit et à la cuisse, il n'en est plus de même. Sur l'avant-bras, les impressions de contact, de température, de douleur sont bien perçues, quoique affaiblies ; il existe notamment une obtusion de la sensibilité, appréciable au niveau de la face dorsale du poignet et sur la main : la modalité sensitive la plus émoussée paraît être le sentiment de la douleur, qui n'est plus perçue que comme une sensation tactile.

Au pied les phénomènes sont beaucoup plus nets : là existe une anesthésie absolue qui commence vers le quart inférieur de la jambe, s'accentue au niveau de la région tibio-tarsienne, avec un maximum sur la face dorsale et plantaire du pied. En ces points, le contact du sol n'est pas senti, les piqûres, les pincements, pressions, etc. de la peau ne sont pas perçus ; seule l'impression du froid vif ou d'un objet échauffé détermine une sensation appréciable quoique obtuse.

La sensibilité réflexe paraît diminuée (constatée par l'excitation de la plante du pied droit).

Les réflexes tendineux, au contraire, sont plutôt exagérés à droite et le choc du tendon rotulien fait partir la jambe comme par un ressort. Au bras, la percussion du tendon du triceps provoque aussi les secousses, mais beaucoup moindres.

Troubles trophiques au niveau des régions paralysées : La peau des doigts est lisse, les plis cutanés ont disparu et les téguments s'appliquent étroitement sur les parties sous-jacentes, avec cette apparence vernissée et luisante qui a été décrite par Weir Mitchell sous le nom de *Glossy Skin*. Les ongles légèrement incurvés en avant, striés longitudinalement de stries fines qui manquent à gauche. La peau de la main paralysée est constamment moite, et parfois mouillée de sueur, alors que l'autre reste sèche ; elle se met également en équilibre de température avec l'air ambiant beaucoup plus aisément que sa congénère, tantôt offrant une température plus basse, quand elle est restée exposée hors du lit ; tantôt plus élevée, quand la malade l'a gardée sous les couvertures. Pas de traces d'éruptions vésiculo-pustuleuses, et la malade ne se plaint d'aucune sensation subjective, telle que fourmillements, picotements, douleurs lancinantes. A part la paralysie motrice, elle ne souffre absolument pas de l'avant-bras ni de la jambe.

Il y a cependant un point où la malade accuse quelques douleurs : c'est la face interne du bras droit, où il existait primitivement une plaque violacée qui avait paru tout d'abord devoir s'abcéder. Au moment où nous examinons la malade, cette plaque se présente sous la forme d'une induration assez large, noueuse, peu mobile, ferme et assez sensible à la pression. Au repos, cette plaque d'œdème dur est indolente : elle devient sensible dès que la malade fait des mouvements et contracte les muscles du bras.

L'exploration par les courants faradiques des muscles paralysés montre que la contractilité électrique est entièrement abolie au niveau du pied, presque totalement absente à l'avant-bras, comme dans la paralysie saturnine. La malade sent bien les secousses produites par l'appareil, mais ses muscles restent absolument inertes, même avec les courants énergiques.

Le traitement consista en faradisation répétée tous les jours et en bains sulfureux tous les deux jours ; à l'intérieur, préparation de quinquina et de fer.

20 novembre. — La sensibilité de la main reparaît ; au pied, l'anesthésie est toujours complète. La main et le pied paralysés sont constamment couverts de sueur. Le réflexe rotulien est toujours exagéré.

28 novembre. — Il semble à la malade que son pied a un peu de force. Elle commence à reposer sur la plante du pied avec moins d'incertitude. Quant à sa main, elle se contracte

manifestement mieux sous l'influence du courant électrique et les doigts commencent à se relever légèrement.

14 janvier 1882. — Paralysie faciale absolument disparue. Au membre supérieur, les extenseurs du pouce et de l'index se contractent bien sous l'influence de la volonté et de l'électricité; l'extenseur commun des doigts ne se contracte que sous l'influence de l'électricité. Les interosseux, sans jouir de leur intégrité absolue, se contractent néanmoins avec assez de précision, et la malade peut rapprocher ou écarter les doigts du plan médian. La sensibilité est bonne ; les troubles trophiques à peine accusés. Au membre inférieur, les progrès n'ont pas été aussi marqués. La malade marche mieux et elle a recouvré des forces, mais elle est encore incapable de redresser son pied, ou de lui imprimer des mouvements de latéralité. Quand on le redresse artificiellement, elle ne peut le maintenir dans sa nouvelle position. La contractilité électrique est toujours nulle, et la sensibilité totalement abolie à partir de la région tibio-tarsienne. La sensibilité réflexe paraît normale ; le réflexe patellaire, qui au début était très exagéré dans la jambe paralysée, est maintenant normal des deux côtés. Malgré l'amélioration notable de la malade et l'accroissement des forces, l'atrophie musculaire, a fait des progrès et la mensuration du mollet donne du côté paralysé 0 m. 03 de moins que du côté sain. Toutefois, en ayant égard aux progrès accomplis et au retour graduel de la motilité dans le membre supérieur, il est permis d'espérer que la guérison totale du membre n'est qu'une affaire de temps.

Observation X

Paralysie des muscles externes et internes de l'œil consécutive à l'intoxication par CO

(Knapp, *Arch. f. Augenheilkunde*, 2. 1880)

Un homme, âgé de vingt-sept ans, a été trouvé sans connaissance après l'intoxication par CO, et a été pendant plusieurs jours gravement malade.

Revenu à lui, il avait ses yeux largement ouverts ; on constatait de la photophobie ; les verres convexes étaient nécessaires à la lecture.

Deux mois après, il y avait encore une légère protusion du bulbe oculaire : lorsque le malade regardait en dehors, les droits supérieurs ne se contractaient pas, les droits internes insuffisamment. L'usage du courant constant et des verres prismatiques était non seulement sans succès, mais l'insuffisance était plutôt accentuée ; il y avait du strabisme externe.

L'amélioration a été amenée après un séjour prolongé dans les montagnes.

A l'examen ophtalmoscopique, rien d'anormal.

Observation XI

Un cas rare d'intoxication par l'oxyde de carbone

(Lytten, Berlin, *Deutsch. med. Woch.* n° 5, 1889)

Un ouvrier et sa femme furent trouvés asphyxiés dans la matinée du 17 décembre 1888. Tous les deux furent rappelés à la vie, mais le mari, vingt heures après qu'il revint à lui, présente encore des accidents consécutifs.

Son membre supérieur droit, jusqu'à la colonne vertébrale, est tuméfié et empâté. Ce n'est pas de l'œdème, c'est plutôt une infiltration gélatiniforme du tissu sous-cutané et même des muscles.

La peau de ce membre présente un aspect rouge bleuâtre ; en appuyant le doigt, cette coloration devient jaune-citron, comme dans l'ictère. Il existe, en outre, une paralysie absolue de la mobilité et de la sensibilité.

Disparition de l'excitabilité électrique, plus tard apparition sur le dos de la main des bulles de pemphigus. La cause première de tous ces accidents est bien l'intoxication par l'oxyde de carbone ; si la paralysie du bras avait été due à une fausse position du malade pendant le sommeil, le radial seul eût été intéressé (plus rarement le radial et le cubital), tandis que dans ce cas la paralysie porte sur les trois nerfs du membre.

Observation XII

Intoxication par les vapeurs de charbon. — Polyomyélite aiguë

(Rokitansky, *Wien. med. Presse*, n° 52, 1889)

Des deux jeunes filles trouvées sans connaissance à la suite d'une asphyxie oxycarbonée, l'une guérit ; l'autre, B. N., âgée de vingt et un ans, mourut neuf jours après l'intoxication sans avoir repris connaissance. Chez cette dernière, on remarque le quatrième jour au niveau du sacrum, aux cuisses et aux mollets des bulles de dimensions variables qui sèchent et sont remplacées par des escarres ; l'urine ne contient que des traces d'albumine, pas de sucre.

Autopsie. — Double broncho-pneumonie, entérite, hémorragies péritonéales, thromboses des veines du membre inférieur gauche. Hyperémie et œdème du cerveau. La substance grise de la moelle est molle, semée de points apoplectiques, spécialement au niveau des cornes antérieures ; dans la moelle cervicale et dans une partie de la moelle dorsale, on trouve des foyers de ramollissement gris rougeâtre. L'enveloppe du nerf sciatique et de ses branches est teintée en rose par les vaisseaux gorgés de sang.

Observation XIII

Un cas d'empoisonnement par CO avec paralysie du trijumeau

(C. Borsari, *Riforma med.*, 8 mars 1889)

Homme de cinquante-cinq ans, pris de lipothymie, sans perte de connaissance, pendant qu'il travaillait dans une pièce fermée et humide où brûlait du charbon dans un brasier. Les jours suivants : céphalalgie, quelques vertiges. Le premier jour, on avait remarqué que l'œil droit était un peu rouge, pleurait et était moins largement ouvert que le gauche.

Pendant un mois environ, anesthésie du côté droit de la face dans toute la zone de distribution du trijumeau à l'exception de la région de l'angle de la mâchoire et de la région massétérine, accompagnée pendant quelques jours seulement de modifications de la sensibilité thermique de la muqueuse buccale; pas de paralysie du masséter ni du buccinateur ; légère parésie de convergence des globes oculaires.

Quelques vertiges passagers lorsque le malade se lève; pas d'autres troubles nerveux.

Observation XIV

Emphysème sous-cutané consécutif à l'asphyxie par CO

(Laveran. *Soc. méd. des Hôp.*, 27 juin 1890)

Le malade avait presque entièrement perdu la connaissance; la figure était rouge, tuméfiée, et de plus on y percevait la crépitation fine de l'emphysème sous-cutané, ainsi que sur le cou, sur toute la région antérieure du tronc et sur le haut du dos. Les extrémités sont froides, cyanosées, le pouls est filiforme, les mictions involontaires ; pas de paralysies dans les membres, pas d'anesthésies.

Les jours suivants, l'emphyseme diminue, puis disparaît peu à peu, l'état général s'améliore, mais le malade se renferme dans un silence obstiné, ne répond que par monosyllabes. Il y a surtout un état de stupeur et une anémie très accusée. Vers le milieu de mai X... commence à causer et à travailler, mais l'anémie persiste. Elle était aussi accusée un mois plus tard et le malade se plaignait spontanément de la perte de mémoire.

Observation XV

Névralgies causées par un empoisonnement par les gaz de charbon

(Bourru. *Arch. de médecine navale*, n° 27, 1877)

Le 22 juin 1876, G..., Martial, journalier à la fonderie de canons de la marine à Ruelle, est amené à l'infirmerie de l'établissement. Il vient d'être exposé pendant quelques instants aux vapeurs d'un énorme foyer de coke embrasé. Après avoir respiré quelque temps de l'oxygène, son état, qui toutefois n'était pas grave, car il était resté fort peu de temps exposé au gaz toxique, s'améliora notablement si bien qu'il pouvait continuer son travail.

Le 14 juillet, il revient à la consultation et me raconte ce qu'il a trouvé depuis son accident.

Les fonctions digestives étaient troublées, il avait de la dyspepsie et même des vomissements.

Les poumons étaient congestionnés, car il avait eu de la toux, de la dyspnée et une expectoration sanguinolente.

Tous ces symptômes ont à peu près disparu.

Depuis deux jours est survenue une douleur vive à la région lombaire, douleur spontanée et constante s'exaspérant par la pression des masses lombaires latérales et plus encore par la pression des apophyses épineuses lombaires ; cette douleur, bien que siégeant tout en travers des lombes, est plus forte et plus étendue du côté gauche où elle se prolonge sur le trajet du nerf sciatique, depuis son émergence à l'échancrure sciatique jusqu'au tiers inférieur de la cuisse.

Pas de paralysie. Les urines normales. Les gardes-robes régulières.

Le malade a pu faire sans difficulté cinq kilomètres qui séparent son domicile de la fonderie.

Toutefois, je crus à une congestion de la moelle, et je fis appliquer des sangsues, je prescrivis un purgatif, un grand bain ; je plaçai des vésicatoires, etc., mais sans aucun effet.

Du 2 au 14 août, il fut traité par les douches sulfureuses. Se sentant alors beaucoup mieux et désireux de reprendre son travail, G... sort prématurément de l'hôpital. Il conservait encore de la douleur aux reins et le long du sciatique gauche.

Le 20 août, au soir, survint inopinément une douleur extrêmement vive du trijumeau, surtout de la branche ophtalmique.

Le 21 août, le malade a des douleurs atroces dans tout le côté droit de la face et du crâne. C[illegible]e remarquable, la sciatique a complètement disparu. La morphine, en injection hypodermique, le chloral et le bromure de potassium font diminuer et même disparaître la douleur. En même temps reparaît la douleur sciatique.

Le 4 septembre, la sciatique persiste plus violente que jamais. Je trouve un point douloureux à la pression sur les apophyses épineuses des quatrième et cinquième vertèbres lombaires. Ces douleurs disparaissent par l'application des vésicatoires. Il restait encore un peu de sciatique et un léger affaiblissement du membre inférieur gauche, sans amaigrissement ni atrophie musculaire, mais le malade est et demeure pâle, affaibli, essoufflé, jusqu'au mois de janvier à peu près.

Observation XVI

Asphyxie par les vapeurs de charbon — Parésie générale et cécité passagère. — Amblyopie. — Début d'atrophie papillaire.

(Th. de Vialettes)

Adolphe B..., quarante-six ans, né à Reims, employé. Entré à l'Hôtel-Dieu le 5 mai 1877.

Le 16 avril précédent, il est resté exposé pendant douze heures à des vapeurs de charbon et il a été trouvé comateux. Il a été facilement réveillé, a recouvré sans peine connaissance mais est resté assez longtemps avec une parésie générale du système musculaire.

Pendant quelques heures, le malade qui avait eu jusqu'alors une assez bonne vue de presbyte, a eu une cécité presque complète, puis la vue semble presque revenir peu à peu, mais reste faible et l'amélioration s'arrête même au bout de huit heures.

Vingt jours après l'accident, au moment de son entrée, la vision est très confuse, il semble au malade qu'il aperçoit tous les objets à travers un brouillard.

A l'ophtalmoscope, on reconnaît des deux côtés, mais surtout à gauche, un peu de névrite optique et un début d'atrophie papillaire.

A partir de son entrée, le malade signale une amélioration

progressive. Cependant, à l'examen du fond d'œil, on constate que les lésions persistent, même peut-être plus accentuées. L'œil gauche paraît légèrement congestionné.

La sensibilité des autres organes, la sensibilité générale, n'ont pas été examinées.

Le malade sort le 15 juin et n'a pas été revu depuis.

Observation XVII

Intoxication par l'oxyde de carbone. — Atrophie de la papille.

(Audry, *Lyon médical*, 21 mars 1897)

M. Audry relate l'observation d'une malade qui a subi une intoxication grave par l'oxyde de carbone.

Après une vive céphalée et de l'oppression, elle fut amenée l'hôpital à onze heures du soir.

Elle avait les lèvres cyanosées, le pouls lent. Les jours suivants, elle conserva une céphalalgie très violente, des vertiges, une asthénie considérable.

Mais comme fait très intéressant, cette malade a présenté des troubles trophiques très curieux. D'abord, une gingivite fougueuse avec des ulcérations sur l'amygdale, puis sur l'avant-bras, la malade présente de suite des plaques rougeâtres avec indurations sous-cutanées. Quelques-unes s'escarrifièrent et s'accompagnèrent d'une zone d'anesthésie en cocarde.

Ces faits, bien que signalés par Verneuil, sont cependant fort rares. Il avait surtout décrit des œdèmes localisés du pemphigus.

Le deuxième point intéressant qu'offre cette malade, est une atrophie très nette de la pupille. C'est là un fait qui n'a jamais encore été observé.

La malade a présenté de la rétention d'urine, ce qui indique bien la part qu'a dû prendre le système nerveux central.

Cette malade est en outre hystérique, elle a pris autrefois des crises et en présente encore à l'heure actuelle.

Observation XVIII

De la tétanie dans l'intoxication par l'oxyde de carbone

(Voss, *Deutsch. med. Woch.*, nº 40, 1892)

A la suite d'une intoxication accidentelle par CO, un jeune homme d'une douzaine d'années fut amené à la clinique, le visage était pâle, les yeux fermés ; venait-on à ouvrir les paupières on constatait que les pupilles étaient dilatées, ne réagissant plus à la lumière, les globes oculaires étaient animés de nystagmus. Le malade restait insensible à la voix, la respiration était superficielle, accélérée.

Le pouls battait 184 pulsations à la minute. Les *muscles étaient en contraction tétanique*, les jambes étant étendues, les bras fléchis à angle droit, les mains à demi fermées sous l'influence d'un faible courant faradique, les muscles se contractaient vivement, mais la respiration n'était pas modifiée. Des bains à 28°, des injections d'éther camphré, des affusions froides sur le thorax et sur le dos ne purent améliorer les fonctions respiratoires. On pratiqua alors la respiration artificielle. Lorsque le malade eut été placé dans un lit chauffé, la respiration s'effectua spontanément, la rigidité musculaire disparut, le pouls battit à 132, mais bientôt survint un nouvel accès tétanique dans les muscles des extrémités supérieures, plaçant les membres en abduction et demi-flexion, ainsi que du trismus, les accès se répétèrent à courts intervalles, on constata les signes d'un œdème pulmonaire envahissant ; finalement le malade mourut sept heures après son entrée. On constata à l'autopsie des lésions d'œdème pulmonaire et une broncho-pneumonie récente, l'examen spectroscopique démontra la présence de l'oxyhémoglobine dans le sang.

Observation XIX

Hérédité. — Hystérie. — Délire mélancolique. — Tentative de suicide par l'oxyde de carbone. — Amnésie (*oubli d'une grossesse, d'un accouchement*, etc.).

(Thèse Rouillard)

Ch. C..., quarante-sept ans, sans profession, entre à l'asile Sainte-Anne, le 18 juillet 1883, avec un certificat de M. Legrand du Saulle, constatant qu'elle est atteinte d'affaiblissement intellectuel : diminution marquée de la mémoire, dépression mélancolique, conscience très incomplète de ses actes, idées de suicide, etc.

A son arrivée, la malade est obtuse, hébétée, endormie ; à toutes les questions qu'on lui pose pour obtenir d'elle quelques renseignements elle paraît embarrassée, inquiète ; elle cherche, mais ne peut répondre d'une façon exacte : elle a conscience que sa mémoire est confuse et que, malgré tous ses efforts, il lui est impossible de nous donner quelques détails précis sur les faits qui ont précédé et provoqué son admission à l'asile. Nous remarquons chez Mme Ch... quelques idées hypochondriaques, mais malgré toutes nos investigations, nous ne pouvons constater aucune espèce d'hallucination.

Le mari de la malade nous donne sur ses antécédents les renseignements suivants : le père était alcoolique, la mère morte d'un cancer du sein. De leurs trois enfants : 1° un monstre mort-né, hydrocéphale, six doigts à chaque main ; 2° une fille morte de méningite à six ans ; 3° la malade, bien portante dans l'enfance, régulièrement réglée de l'âge de quatorze ans. A partir de cette époque à l'âge de quarante ans environ, elle présente de fréquentes attaques hystériques avec sensation de boule, mouvements désordonnés, etc.

Elle a fait deux fausses couches et a eu six enfants dont sont vivants : 1° une fille âgée de quatorze ans nerveuse ; 2° une petite fille âgée de 10 ans bien portante et 3° un petit garçon de sept mois, chétif.

C'est après l'accouchement de ce dernier enfant que la

malade est devenue triste, scrupuleuse, inquiète ; elle a manifesté des craintes de tout genre, et en dernier, redoutant de voir son mari échouer dans ses entreprises commerciales, elle est prise d'un véritable délire mélancolique et manifeste des idées de suicide. Elle fait plusieurs tentatives, celle, entre autres, au moyen de réchaud. Son mari rentre dans la pièce et trouve sa femme à moitié asphyxiée. Malgré tous les soins qui lui ont été prodigués, la malade n'a repris connaissance que cinquante heures après. On a trouvé ensuite un accès d'agitation maniaque de courte durée, mais ce qui a surtout frappé tous, c'est la perte presque complète de la mémoire.

Connaissant ces faits, nous interrogeons la malade chez laquelle existe toujours un état assez marqué d'obtusion, mais l'amnésie est le phénomène dominant. Mme Ch... reconnaît parfaitement son mari et ses deux enfants, mais elle ne comprend plus lorsque nous lui parlons de son troisième enfant. Elle nie d'une façon très énergique et sa grossesse et son accouchement, et l'existence de son petit garçon, âgé de 7 mois. Elle ne se rappelle pas non plus une démarche faite par elle et son mari, avant sa tentative de suicide, afin d'acquérir un fonds de commerce, elle ignore la rue, etc... elle ne peut nous dire son âge, elle ne sait pas l'année de sa naissance, elle ignore l'âge de ses deux petites filles. Elle ne sait pas depuis quand ni comment elle est arrivée à l'asile.

Pendant les trois mois qui suivent, la malade est peu à peu moins mélancolique, son attitude est meilleure, moins hébétée, et il nous est facile de constater que la stupeur et l'égarement du début étaient de l'obtusion, de la confusion des facultés intellectuelles, et non pas de la démence. La mémoire laisse toujours beaucoup à désirer, elle ne reconnaît pas son lit. Son mari vient la voir et lui apporte des friandises ; quelques heures plus tard elle ne se souvient pas de la visite de son mari. Dans la suite, le réveil des facultés s'est accentué de plus en plus, la mémoire a fait des progrès très marqués. Aujourd'hui la malade est toujours plus ou moins oublieuse, mais elle se rappelle parfaitement tous les faits qu'elle niait absolument pendant les quelques mois qui ont suivi la tentative de suicide.

Observation XX (*résumée*)

Un cas de neurose typique à la suite d'une intoxication par CO

(Itzigsohn. *Wirch. Arch.* Bd 14)

Trois jeunes filles exposées à l'action des vapeurs de charbon à l'école se trouvent mal et perdent connaissance. L'une d'elles, la jeune Alvine P..., âgé de treize ans, prend en outre un accès épileptique. A l'air libre toutes les trois revinrent rapidement à elles, et les deux premières restent toujours bien portantes ; la troisième, au contraire, garde un certain malaise (lourdeur de tête, cardialgie, etc.). Les mêmes crises se répètent encore six fois dont deux le même jour, le jeudi de chaque semaine, les autres au lieu du jeudi, les mercredis, toujours à l'école et à la même heure.

L'auteur pensait d'abord à une forme larvée de la fièvre intermittente, mais la quinine n'a rien fait. La jeune fille a été guérie complètement par les vomitifs.

Observation XXI

Un cas d'hystérie à la suite de l'inhalation du gaz d'éclairage

(Behr, de Riga. — *Wien. Med. Woch.* n° 40, 1896)

Le grand intérêt que possèdent les accidents nerveux justifie l'attention toute particulière qui est accordée à notre malade. Celui-ci a intenté un procès à la ville de Riga à laquelle il réclamait 12,000 roubles comme indemnité parce que la ville exploitant pour son propre compte la fabrication du gaz d'éclairage dont il avait subi l'intoxication qui l'avait rendu incapable de gagner sa vie, était responsable par le fait de l'incurie.

A. M..., âgé de trente-six ans, était depuis de nombreuses années contremaître de nuit à l'exploitation du gaz par la ville de Riga. Dans la nuit du 14 décembre 1893, en faisant sa ronde habituelle vers minuit, il sentit l'odeur du gaz. Il redouta une explosion et d'après son dire il eut peur. Il découvrit que le gaz sortait d'un tuyau de sécurité. Il ne se rappelle pas ce qui lui est arrivé après. Vers une heure du matin l'inspecteur de la section le trouva couché par terre et se débattant fortement. Après quelques minutes il se releva, alla seul vers la maison, s'assit sur l'escalier et se mit à sangloter. Un médecin réclamé trouva son état grave et ordonna son transport à l'hôpital. Au début il donna au médecin des réponses embrouillée prétendant avoir quarante-sept ans et être né en 1858. Au bout de quelques jours il se releva et sur sa demande fut renvoyé le 24 décembre. Sa voix était toujours pleurante et souvent il ne pouvait pas parler gêné par les pleurs. Une fois, dans la chaleur d'un entretien, il déclara que tout était une intrigue pour lui nuire, que l'un de ses subordonnés lui en voulait et cherchait à lui faire perdre son emploi. Comme il n'était pas guéri après l'accident, il fut confié le 13 janvier 1894 à l'auteur de cette observation.

Antécédents. — Issu d'une famille dans laquelle il y avait des aliénés. Son père est mort comme alcoolique invétéré; son frère cadet est faible d'esprit. Marié et père de quatre enfants, pas de fausses couches. A l'âge de vingt-trois ans, il a subi un traitement par un onguent (?) Il est d'un caractère emporté et facilement irritable. Un ouvrier, son collègue, disait qu'il était toujours mécontent et raisonneur, il insultait ses chefs et se disputait avec eux. Ses bizarreries et son caractère arrogant déplaisaient à tout le monde. Saluant quelqu'un aujourd'hui, il passait devant lui demain avec un air arrogant sans qu'on puisse en savoir la cause. Il se considérait au-dessus de ses collègues, jouait le seigneur et disait souvent : « Je ne peux pas tolérer celui qui ne m'obéit pas aveuglément. » Le nom de « Romulus » donné à son fils aîné indique la tendance de son esprit. Ses chefs connaissaient ses bizarreries, mais ils les toléraient à cause de sa sobriété. Il était inattentif et sujet à oublier, souffrait des maux de tête et était souvent indisposé.

État actuel. — Le malade entre dans le cabinet courbé,

son regard est craintif et indécis, la face décolorée, boursouflure de la région zygomatique ; le corps solide et gros (115 kilos). Les pupilles réagissent, mais inégalement ; le pouls est régulier. Pas de signe de Romberg. Les réflexes un peu exagérés . Pas de trouble de la sensibilité. Pas de trouble dans la miction Pas d'albumine ni sucre. Rien d'anormal du côté des organes des sens. On ne constate pas de paralysie ni tremblement. La parole est normale. Pas de trouble de la mémoire. Il calcule sans difficulté, répond bien aux questions. Il trouve lui-même qu'il n'est plus le même qu'auparavant ; il se reconnaît à peine, il est comme « étranger » à lui-même. Il a des battements de cœur et peut toute la journée rester sans rien faire. Il éprouve des sensations particulières dans les yeux. Avant de s'endormir il entend des cloches ; rit fréquemment sans savoir pourquoi et pleure dès qu'il se rappelle l'accident. Après quelques mots de consolation, il se calme et parle de cet événement raisonnablement. Sa femme raconte que son mari a changé complètement : il oublie tout, raconte toujours la même chose et est constamment fatigué. Dans ses relations il est tantôt indifférent, tantôt inconstant, tantôt morose, tantôt déplaisant ou trop affable. Le sommeil est agité.

25 janvier 1894. — Le malade se plaint de troubles dans les oreilles, notamment d'hyperacusie. Il éprouve la sensation d'un balancement continuel de la tête et dans le corps les douleurs changent constamment de place. En général, il va mieux, mais son travail n'avance pas. Les crises de larmes deviennent plus rares. Sa démarche et sa tenue sont plus assurées.

9 février. — Mêmes sensations dans les oreilles. Son sommeil est entrecoupé par des rêves. Les sensations pénibles qu'il ressent dans toutes les parties du corps amènent un découragement complet qui l'empêche de travailler malgré toute la bonne volonté de le faire en suivant les conseils du médecin.

15 février. — Mêmes troubles de l'ouïe. A toutes les exhortations et consolations il répond avec emportement, après quoi il se calme et demande pardon, sanglote. Dans ces moments-là

il est irritable, injuste envers tout le monde, même envers sa femme et ses enfants. La direction de la Compagnie a décidé de l'éloigner de son milieu en l'envoyant à la campagne. On espérait ainsi lui faire oublier l'accident. En effet, le séjour à la campagne a notablement amélioré son état.

6 avril. — Revenu en ville, il reprend ses occupations. Son humeur s'est améliorée, sa démarche est devenue élastique, c'est à peine s'il ressentait encore un peu de malaise. Mais bientôt les malentendus recommencent avec ses chefs et le malade est de nouveau surexcité.

2 juillet. — Pendant ses promenades, il ressent dans le cœur une sensation indéfinie d'angoisse et de compression. Ces sensations disparaissent aussi rapidement la nuit qu'elles viennent dans la journée. Il distingue de petites crises qui durent quelques secondes et de grandes crises plus ou moins prolongées qu'il décrit avec beaucoup de détails. Comme ses crises étaient devenues plus fréquentes, ses chefs furent effrayés et pensèrent imprudent de l'employer. D'autre part, il soupçonnait tout le monde de perfidie. Ainsi les conflits recommençaient et ramenaient constamment les crises.

6 juillet. — A propos d'une explication insignifiante avec ses chefs, la crise apparaît immédiatement : il parle à haute voix, gesticule, pleure, etc. ; se plaint toujours de constriction de la poitrine, de boules dans la gorge, des picotements, du malaise et de la faiblesse.

19 août. — Dans sa dernière visite, le malade, pâle, dit tout en tremblant qu'étant renvoyé par la maison, il ne peut plus continuer son traitement. A peine quitte-t-il le cabinet que la crise survient avec son cortège ordinaire.

Observation XXII

Un cas de sclérose en plaques consécutive à l'intoxication par le gaz d'éclairage.

(Ernst Becker. *Deutsch. med. Woch.*, 26, 1889).

Wilhelm Br..., âgé de quarante-sept ans, journalier dans une fabrique. Pas d'antécédents pathologiques héréditaires, ni personnels, ni collatéraux. Nie l'alcoolisme et la syphilis.

Il a été trouvé sans connaissance après avoir respiré pendant dix minutes le gaz d'éclairage. Le médecin appelé lui a prodigué ses soins consistant en respiration artificielle, frictions froides et injection sous-cutanée d'éther. Deux heures après, il commence à respirer et après deux autres heures la respiration est régulière et profonde.

On voit alors apparaître des convulsions fibrillaires dans tous les muscles du corps, qui huit heures après dégénèrent en crampes accentuées de telle sorte qu'il a été maintenu dans le lit par deux infirmiers solides. Chaque attouchement provoque des crises qui rendaient le cathétérisme très difficile à cause de la rétention d'urine. Pendant les convulsions, les pupilles étaient dilatées et réagissaient faiblement. La température de la peau, vu l'impossibilité de prendre la température rectale à cause des crises, constate au toucher une élévation.

Par moments, incontinence d'urine, elle ne contient ni sucre, ni cylindres, mais des traces d'albumine. L'alimentation est difficile même à l'aide d'une sonde œsophagienne à cause des convulsions auxquelles l'attouchement même léger donne lieu. Deux jours après, les convulsions deviennent plus rares et tendent à disparaître d'abord du côté gauche. Le quatrième jour, le malade avalait les liquides (du lait, etc.). La température cutanée descendait. Les pupilles restent en général dilatées et ne réagissant pas à la lumière pendant huit jours.

21 octobre. — Les convulsions ont disparu complètement, la connaissance revient graduellement; le malade répond à toutes les questions par un « oui ». A la période des convulsions succédait celle d'épuisement extrême. Le malade couché était dans un état profond de stupeur, avait des accès mélancoliques et ne réagissait qu'à des irritations fortes. Les bruits un peu forts lui faisaient peur. En même temps on constatait une parésie de la moitié gauche du corps qui diminua plus tard et dans un espace de huit jours disparut complètement.

24 octobre. — Le malade a reconnu pour la première fois sa femme et son fils. Il a perdu complètement le souvenir de tout

ce qui s'est passé à partir de l'accident : il ne peut plus se rappeler les noms de ses voisins. La parole était lente, monotone, un peu chantante et très scandée. On a constaté que le malade, dans les mouvements volontaires intentionnels, était pris de tremblement si intense qu'il ne pouvait lui-même ni manger ni boire. Des vertiges et des étincelles dans les yeux.

Trois semaines après l'accident, le malade pouvait sortir de chez lui et le 25 février 1889 il est reçu à la clinique de Gœttingen.

État actuel. — B... est un homme gros, bien nourri et coloré.

Le symptôme capital qui frappe tout le monde est le tremblement des membres supérieurs dans les mouvements volontaires : il n'arrive jamais, par exemple, à saisir un objet qu'on promène rapidement devant ses yeux. Ses membres au repos dans le lit ne tremblent pas ; ce tremblement commence quand l'examen du malade dure longtemps ou lorsqu'il se souvient de l'accident ; on remarque alors de temps à autre de petits mouvements courts dans les doigts des deux mains, mais plus forts à gauche. Ces mêmes mouvements se produisent dans les mêmes conditions dans les membres inférieurs, également plus forts à gauche. La tête ne participe jamais à ces mouvements. Les réflexes patellaires sont faciles. Pas de signe du pied. La percussion des muscles abdominaux donne lieu à des contractions musculaires des membres supérieurs et inférieurs dont le maximum est dans le biceps brachial et le minimum dans les muscles du tronc et de la face. La sensibilité est normale. Pas de paralysies motrices. La force générale est diminuée dans les membres supérieurs et inférieurs. Pas de troubles trophiques. L'excitabilité électrique des muscles était normale pour les deux sortes de courants à excitation directe ou indirecte. Pas de déviation ni de tremblement de la langue. Pas de lésions du côté des nerfs crâniens. On ne constate pas de paralysies oculaires ni de nystagmus. L'acuité visuelle est normale ; de temps en temps des étincelles dans les yeux.

A l'ophtalmoscope, on constate des deux côtés l'hyperémie des veines de la rétine et à droite une petite tache hémorragique au niveau du bord inférieur et interne de la pupille. L'ouïe, dont se plaignait les premiers jours le malade, est améliorée par la sortie des bouchons cérumineux. La parole est lente, monotone mais n'est plus scandée. Il écrit très lentement : son écriture est incertaine, tremblée et défigurée. Pas de paralysie de l'intestin et de la vessie. Le sens sexuel est normal. Les urines normales. Rien d'anormal du côté des autres organes. Le malade marche et court sûrement, même les yeux fermés, sans chanceler, tous ces mouvements sont exécutés quoique lentement mais sans incoordination. Le goût et l'olfaction sont normaux. Pas de troubles mentaux. Température normale. Poids 145 livres. Il quitte l'hôpital le 7 avril 1889 notablement amélioré.

Les nouvelles reçues de lui le 20 mai font savoir que son état s'est aggravé : tremblement dans les extrémités qui lui empêche de vaquer à ses occupations ordinaires.

Observation XXIII

Ramollissement cérébral consécutif à l'empoisonnement par les vapeurs de charbon

(Poelchen, *Berl. Klin. Woch.* 24 juin 1882)

Anamnèse. — Albertine U..., âgée de trente-sept ans, ménagère, fille de parents bien portants, a eu la fièvre typhoïde en 1872, elle souffre depuis plusieurs années du rhumatisme et du tænia. Dans la nuit du 25 décembre 1879, la malade a été exposée avec son mari à l'intoxication par les vapeurs de charbon à la suite d'une fermeture prématurée de la clef du fourneau.

La femme a été deux jours sans connaissance, tandis que son mari n'a eu qu'un léger malaise. Sous l'influence d'un traitement approprié, l'état de la malade s'améliora sauf la parole qui resta très difficile, et elle put encore pendant huit jours vaquer à ses occupations.

A partir du 21 janvier 1880, son mari a remarqué qu'elle devenait de jour en jour plus molle, marchait lentement comme en dormant et souvent restait debout ou assise sans raison ; elle faisait l'impression d'un enfant sans caractère et faible d'esprit. La parole restait toujours traînante et cessait enfin complètement. Les derniers jours la malade ne pouvait manger seule, de même il y avait forte rétention d'urine et constipation. Ses membres étaient fléchis au niveau du coude et du genou lorsqu'elle se trouvait assise ou couchée dans son lit.

Pas d'alcoolisme, de syphilis, de rhumatisme articulaire typique.

État actuel. — 30 janvier 1880. — Petite, d'une constitution faible, amaigrie, très pâle ; prend chaque position, mais surtout celle du décubitus dorsal. La malade a un regard fixe, indifférent, ses pupilles sont égales mais contractées et ne réagissent pas. Si on approche le doigt des yeux, ces derniers se ferment rapidement, du côté gauche davantage, l'orbiculaire de ce côté se contractant plus fortement. L'examen ophtalmoscopique, qui a été très difficile à pratiquer, ne montre rien d'anormal. Elle ne répond pas quand on l'appelle mais tire la langue, dès qu'on le fait. Cette dernière et la luette ne sont pas déviées ; les muscles de la face se contractent normalement, de même que la sensibilité à la piqûre est normale des deux côtés. La malade mâche et avale sans difficulté. Légère contracture de la nuque. Les inspirations, au nombre de dix par minute, sont égales et profondes. Rien d'anormal du côté des autres organes. Le ventre contracté non sensible à la pression. Les selles involontaires, peu abondantes. Les urines, vidées par la sonde, sont fétides et purulentes, mais ne contiennent pas de sucre ni d'albumine.

Les membres supérieurs sont fléchis à angle aigu au niveau du coude, et leur extension est abolie à gauche, incomplètement à droite. Les mouvements passifs se passent à peine dans l'articulation de l'épaule à cause de la contracture musculaire. Les doigts de la main droite forment une griffe permanente, pas toujours du côté gauche.

Les membres inférieurs sont en adduction, la malade ne pouvant pas les étendre. La piqûre est plus sensible au membre droit où le réflexe rotulien est plus accentué que du côté gauche. Pas d'épilepsie spinale ni de signe du pied.

Les troubles de la sensibilité ne peuvent être déterminés avec précision.

Pendant la durée de l'examen la malade faisait avec le bras gauche des mouvements de défense ; à l'examen ophtalmoscopique, elle cherchait les doigts qui l'obligaient à tenir les yeux ouverts, et à l'électrisation à soustraire les membres à l'action des électrodes ; le membre droit restait complètement sans mouvement et ne réagissait à aucune sorte d'excitation.

1er février. — Escarre superficielle au sacrum ; la rigidité augmente dans tous les membres.

4 février. — Légère déviation de la face à droite. La température n'est pas élevée. Pouls 120. Inspirations 24.

6 février. — La malade dans le décubitus dorsal complètement apathique. Constipation depuis plusieurs jours. La flexion des membres peut être facilement changée en extension, mais la première revient lentement. La malade tousse sans expectorer. A l'auscultation on entend à côté de la respiration vésiculaire des murmures et de gros rhoncus.

7 février. — Insomnie. Des frissons intenses. La respiration vésiculaire avec rhoncus abondants et râles crépitants. Rien au cœur. Le décubitus augmente.

8 février. — La malade en agonie. La face tirée à droite.

Les membres supérieurs en extension, les membres inférieurs en adduction. Au pied droit plusieurs suffusions sanguines. Atrophie de la jambe droite. Mort à 11 h. 1/2 du matin.

Autopsie. — Au sacrum une escarre de la largeur d'une main. Cœur petit, orifices intacts.

Rien d'anormal dans le poumon gauche. Dans le poumon

droit, le lobe supérieur induré avec des foyers calcaires, le lobe inférieur présente de l'infiltration broncho-pneumonique Du côté du cerveau on trouve des deux côtés et d'une façon symétrique un noyau de ramollissement jaunâtre dans les deux corps striés correspondant à la capsule interne et au segment moyen du noyau lenticulaire. La rate petite et anémiée. Les reins petits, congestionnés, intacts. Le foie atrophié, hyperémié. L'estomac et l'intestin normaux.

Observation XXIV

Intoxication par les vapeurs de charbon. — Démence aiguë

(Thomsen, *Berl. klin. Woch.* n° 33, 1881)

L. M... âgé de soixante-quatre ans, ouvrier. Pas d'antécédents pathologiques d'aucune sorte. Pas d'alcoolisme ni de syphilis. Dans la nuit du 29 décembre 1887, étant gardien d'une maison en construction, il a allumé du coke pour se réchauffer ; le lendemain matin il a été trouvé sans connaissance et porté à l'hôpital.

Pendant les premières vingt-quatre heures qu'il était sans connaissance, il rêvait, avait des hallucinations. Revenu à lui, il a été renvoyé chez lui quarante-huit heures après l'accident. Là il ne présentait rien de particulier si ce n'est la céphalée. Après quelques jours seulement on a remarqué qu'il ne comprenait pas ce qu'on lui disait, ne s'orientait pas à la maison, n'avait pas de mémoire. A l'examen extérieur on n'a constaté que l'œdème des membres inférieurs. Le soir, son état psychique était plus libre, mais la nuit son sommeil était agité, il délirait bruyamment.

Quatorze jours après l'accident, apparurent l'excitation, la confusion mentale et la démence, si bien que le malade a été amené le 17 janvier 1888 à l'hôpital. A l'entrée le malade était tranquille, oublieux, se trompait sur le lieu et le temps, mais pouvait quoique incomplètement juger son accident ; il semblait être faible d'esprit, indifférent et confus; on a constaté également la démarche chancelante, la parole lente. La démence s'accentua plus tard : à partir du 15 février, il y avait du délire intense : il croyait voir des chiens, etc. Au point de vue psychique on note la faiblesse d'esprit, la confusion des idées, la mémoire particulièrement a été atteinte. Il n'est plus capable de s'habiller, ne trouve pas son lit, mange des choses inimaginables et fait sous lui. Comme signes objectifs on avait le réflexe rotulien exagéré, la diminution de l'excitabilité électrique des muscles, la parole très lente ; du côté du système musculaire une certaine faiblesse et rigidité.

Observation XXV

Intoxication par l'oxyde de carbone. — Convulsions tétaniques. Démence aiguë

(Scott. — *Lancet*, 25 décembre 1897)

A deux heures du matin, le 20 mars 1896, on m'appelait auprès d'un ouvrier de quarante et un ans, qui venait d'être exposé pendant dix minutes aux effluves pernicieuses de l'oxyde de carbone. Je l'ai trouvé assis sur une chaise soutenu par deux hommes et sans connaissance.

La face était livide, les yeux vitreux, les pupilles dilatées et immobiles ; la respiration était faible et tranquille ; le pouls assez fort mais lent. Tous ses muscles étaient relâchées et en apparence la vie s'en allait doucement. Tout effort pour le réveiller était sans résultat. L'ayant exposé à un courant d'air frais, je mettais devant sa bouche et ses narines du carbonate d'ammoniaque. Au bout d'une heure il commença à se remuer et à parler d'une manière incohérente. En même temps le pouls atteignit 58 par minute et la respiration devint plus profonde. Cette amélioration apparente ne dura pas longtemps, car bientôt le malade fut atteint de violentes convulsions cloniques qui durèrent environ deux heures. La bouche était ouverte et tirée du côté gauche, et les muscles de ce côté étaient en général plus affectés. Le seul signe indicateur du commencement de ces convulsions était un abaissement du pouls jusqu'à 50; et j'étais persuadé que ces convulsions avait un caractère syncopal. Je continuai mes efforts pour le rappeler à la vie jusqu'à ce que les convulsions aient disparu et que le malade fût ramené chez lui. Pendant cette période j'ai essayé de lui faire avaler un peu de cognac, mais sans succès.

A six heures du matin quand l'état du malade me semblait donner plus d'espoir, je le laissai entre les mains de mon suppléant. Pourtant les effets de l'empoisonnement loin de disparaître revinrent avec une intensité alarmante et avec quelque différence, car soudainement le malade fut pris de contractions tétaniques des muscles qui étaient si violentes que le docteur dut réclamer l'assistance de plusieurs hommes pour l'empêcher de se blesser.

A dix heures du matin je visitai le malade et je trouvai que, à de très courts intervalles, les muscles extenseurs du tronc et les muscles fléchisseurs des membres, surtout des bras, étaient contractés et rigides, les yeux ouverts, les pupilles dilatées, les vaisseaux du front saillants, la peau couverte de sueur et le pouls s'élevant et tombant alternativement suivant l'intensité du spasme. La seule chose qui le soulageait était le chloroforme et dès que l'effet en cessait le spasme recommençait. Le malade fut encore une fois exposé au grand air, et on lui fit des inhalations d'oxygène, mais sans aucun succès appréciable. On essaya encore de débarrasser les intestins au moyen d'huile de croton, mais sans meilleurs résultats, car le spasme augmenta même d'intensité dans les quarante-huit heures suivantes. A la fin de cette période on remarqua que les intervalles de repos duraient plus longtemps et qu'alors le malade était dans un état comateux. Les contractions tétaniques devinrent graduellement moins violentes; le quatorzième jour après l'accident, de faibles tremblements des muscles fléchisseurs étaient seuls perceptibles. Le malade refusait toute nourriture sauf en de rares occasions.

Jusqu'à ce moment les symptômes de sa maladie ne paraissaient venir que de l'asphyxie, et d'après le docteur Lender-

Brunton le caractère opisthotonique du spasme était dû à la contraction plus puissante des muscles extenseurs du dos.

Le malade resta dix jours dans cet état semi-comateux et nous espérions qu'il se rétablirait promptement. Mais quinze jours après l'accident, sans prodromes, il fut pris de folie aiguë et admis à l'hôpital le 3 avril. A son entrée il fut si violent que le service de gardiens spéciaux fut nécessaire pendant les premières vingt-quatre heures, puis il retomba dans l'état comateux précédent et resta ainsi pendant huit jours.

Le 13 avril. — L'indifférence disparaît. Le malade consent à montrer sa langue. Il continue à parler d'une façon incohérente, mais la parole est plus distincte. Il y a de temps en temps de faibles tremblements.

Le 17 avril. — Le regard du malade n'est pas si hagard et si stupide. Il s'assied sur son lit ; ses yeux et son corps sont dans un état d'agitation continue, et il semble n'avoir aucune notion de ce qui l'entoure. Quand je lui demandai s'il me connaissait il parut *rêver* et *essayer* de penser. Je lui dis mon nom et pour un instant il s'amusa en disant : « Oui, oui » et il retomba dans son inconscience. Son lit est resté propre depuis vingt-quatre heures, ses nécessités ayant pu être prévues bien que sa seule occupation fût de l'agitation.

Le 24. — Il a pris un biscuit dans sa main et l'a mangé.

Le 22 mai. — Les intervalles lucides deviennent plus fréquents et durent plus longtemps. Il a répété les noms des mois de l'année avec un effort soutenu.

Le 8 juin. — Le malade qui a été nourri jusqu'à présent par l'infirmière, commence à se mettre à la table commune.

19 juin — Un intervalle lucide dura dix minutes pendant lesquelles le malade causa raisonnablement et de manière suivie.

Température. — La température a été tout le temps normale excepté une fois qu'elle a atteint 104° F (40° C) à cause de la constipation.

Pouls. — Ce n'est qu'environ trois semaines après son entrée quand les tremblements des muscles avaient en partie disparu qu'il fut possible de prendre le tracé sphygmographique ; il montre la lenteur de l'action du cœur, la petitesse du pouls et la tension artérielle modérée.

Réflexes. — Comme on s'y attendait, les réflexes étaient tantôt exagérés, tantôt abolis.

Urines. — Les urines dans les deux ou trois premières semaines furent plus abondantes et ne contenaient ni albumine, ni sucre ; mais la quantité d'urée variait de presque onze grains à deux et demi par once (17 gr. à 4 gr. par litre). A présent elles sont normales.

Observation XXVI

Intoxication par le charbon — Troubles vaso-moteurs généralisés Ulcère de la jambe droite

(Lancereaux)

Louise L..., vingt-deux ans, domestique, entre le 22 mars 1877 à l'hôpital. Elle reste seule avec une sœur, d'une famille de douze enfants.

Père et mère morts rhumatisants. Pas de rhumatismes dans ses antécédents, mais atteinte d'angine de poitrine surtout au moment des règles.

Bien réglée dès l'âge de treize ans et demi. Leucorrhée. Pas de syphilis ni d'alcoolisme. Toujours cyanosée. Elle est cuisinière et passe sa journée dans une cuisine étroite sans cheminée et là elle se sert de réchauds. Elle se plaint d'étourdissements, de vertiges, de faiblesse dans les membres ; elle ne peut marcher sans se soutenir, ou bien elle est prise de vertiges, de symptômes d'ivresse et ne tarde pas à tomber. Ces phénomènes durent depuis le mois de décembre ; en même temps enflure des jambes.

Ni palpitations ni dyspnée, course facile. Un léger œdème

de la jambe droite à l'entrée, ce qui a disparu par le repos en quelques jours, mais on remarque à la face externe, à l'union des deux tiers supérieurs avec le tiers inférieur, un ulcère de la largeur d'une pièce de cinq francs. Sur la jambe gauche, au même niveau, on voit une cicatrice plus petite sans ulcère.

L'absence de diathèse pouvant causer cette altération, l'absence des lésions cardiaques et des troubles circulatoires ; ses condition d'existence, les symptômes généraux ainsi que l'affaiblissement de la motilité, semblables à ce que produit la vapeur de charbon, nous fait rapporter à cette dernière cause les accidents que présente notre malade.

Observation XXVII

Intoxication chronique par l'oxyde de carbone — Anémie grave consécutive

(Thèse Bruneau)

Al... Marie, âgée de quarante-deux ans, domestique, entrée le 15 décembre 1892, salle Sainte-Jeanne, lit n° 3 (service de M. G. Sée).

Pas d'antécédents personnels, autres que la chlorose, à l'âge de dix-sept ans. Était bien portante jusqu'à ces derniers mois. A ce moment est entrée comme cuisinière dans un restaurant.

Les dimensions de la cuisine étaient des plus exiguës, puisque deux personnes s'y trouvaient à l'étroit, cette pièce où la malade séjournait depuis cinq heures du matin jusqu'au soir ne recevait d'aération que par l'intermédiaire d'une porte qui la faisait communiquer avec une autre pièce ; elle contenait un fourneau à deux réchauds qui était continuellement allumé. A partir du moment où elle entra dans cette place la malade commença à éprouver certains malaises ; son appétit disparut, elle ressentit une céphalalgie caractérisée par une sensation de constriction au niveau des tempes et fut atteinte d'éblouissements, de tintements d'oreilles. Elle avait une tendance continuelle au sommeil, une torpeur qu'elle avait peine à combattre.

Outre ces divers symptômes d'ordre nerveux, la malade fut prise de palpitations, d'essoufflement qui s'accusait au moindre effort et s'accompagnait d'une sensation de constriction thoracique.

L'asthénie devint bientôt telle que la malade eut peine à continuer son service ; de plus, un mois environ avant son entrée à l'hôpital, survinrent des vomissements aqueux et alimentaires, bientôt la malade ne put tolérer aucun aliment solide et ne se nourrit que de lait. Le phénomène qui se manifesta en dernier lieu fut un œdème malléolaire qui disparut sous l'influence du repos au lit.

État actuel. — On est frappé dès l'abord de la pâleur extrême présentée par la malade ; les muqueuses sont décolorées comme les téguments, et le voile du palais présente une coloration jaunâtre. Il n'existe pas actuellement d'œdème des membres inférieurs.

La malade se plaint toujours d'une céphalée très violente et aussi d'une anorexie absolue, mais les vomissements ont cessé depuis deux jours. Les règles sont douloureuses et l'écoulement menstruel beaucoup moins abondant qu'auparavant.

L'examen du cœur montre que le cœur a son volume normal, et permet de constater un souffle systolique siégeant à la base, au niveau du troisième espace intercostal droit, c'est-à-dire au niveau du foyer aortique. L'auscultation des vaisseaux du cou révèle un souffle continuel à renforcement systolique.

Rien de particulier à relever du côté des autres organes. Les urines ne contiennent ni sucre ni albumine.

En raison de l'absence de toute cause organique susceptible d'expliquer cette anémie grave, M. Lyon, chef de clinique, s'enquiert des conditions d'existence de la malade et porte immédiatement le diagnostic « d'anémie des cuisinières », c'est-à-dire de cette anémie de cause complexe, qui reconnaît pour origine le séjour dans un air confiné et contenant en outre de l'oxyde de carbone. L'examen du sang, fait par lui, révèle une légère diminution de la richesse globulaire (3,286,000 globules).

La recherche du spectre de l'hémoglobine oxy-carbonée ne

donne pas de résultat décisif ; quant à la teneur du sang en hémoglobine, elle n'a pas été évaluée.

M. Lyon prescrit le régime lacté partiel, les inhalations d'oxygène fréquemment répétées et le protoxalate de fer associé au phosphate de soude, à la dose de 40 grammes par jour.

Sous l'influence du repos, de l'aération et du traitement prescrit, l'état de la malade va en s'améliorant.

Au bout de huit jours la céphalée avait disparu ; la malade paraît s'améliorer et elle reprend des forces; seuls, les troubles visuels et les bourdonnements d'oreille persistent.

Elle est partie au Vésinet le 6 décembre, complètement guérie

Observation XXVIII

Trois cas d'anémie pernicieuse aiguë dans une même famille

(Koren Aug., Norsa Mag. Jul. 1891)

Il s'agit des enfants d'une même famille, âgés de douze, huit et quatre ans, qui sont tombés malades à intervalles de trois à dix jours en présentant tous les symptômes suivants : légère teinte ictérique, pâleur des téguments, vomissements, bruits de souffle surtout à la base du cœur, souffle dans les veines du cou, essoufflement, céphalée, hypertrophie de la rate, peptonurie. Au neuvième jour de la maladie, l'enfant de huit ans, tombé malade le premier, a succombé sans perdre la connaissance.

A l'autopsie, on a trouvé la dilatation des cavités cardiaques avec dégénérescence accentuée du muscle cardiaque, infiltration séreuse dans le péricarde et les cavités pleurales ; splénomégalie (330 grammes) ; en outre, on a constaté chez les deux autres enfants une notable diminution des globules (à peine 1 million dans un cas et 1,700,000 dans l'autre), et de l'hémoglobine.

Une amélioration notable ne tardait pas à se montrer après un traitement approprié.

La maladie était due à l'empoisonnement chronique par CO,

par suite d'une mauvaise organisation du régulateur à gaz d'éclairage, si bien que celui-ci pénétrait dans les appartements où on a constaté constamment une proportion d'oxyde de carbone.

Observation XXIX

Empoisonnement par l'oxyde de carbone

Le Neve Foster et Miller — *Brit. med. Jour.* 2 août 1898
(Communiquée par M. le professeur Lépine)

Le 10 mai 1897 entre six et sept heures du matin, vingt hommes moururent asphyxiés dans les mines de Snaeffell dans l'île de Man (Angleterre) et le docteur Le Neve Foster, membre de la Société Royale et inspecteur des mines, fit un rapport officiel de cet accident auquel fut joint un autre rapport du docteur Miller.

L'atmosphère avait été saturée par les émanations provenant de l'incendie d'une charpente de bois qui en s'effondrant avait obstrué la circulation de l'air dans les galeries à environ mille pieds (= 324^{m}84) de profondeur.

Dans un appendice à son rapport, le docteur Le Neve Foster donne une série de récits frappants sur les symptômes qu'il a observés dans le cas d'empoisonnement par CO simultanément avec d'autres personnes habituées comme lui à faire des expériences et des recherches.

Ce que dit le docteur Le Neve est particulièrement intéressant.

Ils descendirent plusieurs dans une galerie située au-dessous d'une autre dans laquelle un rat qu'ils avaient emporté pour faire l'épreuve de l'air avait été rapidement affecté. Arrivé là l'un de ceux faisant partie de l'expédition dit qu'il ne se sentait pas bien et tous se hâtèrent de remonter à un niveau situé 80 pieds (= 25^{m}98) au-dessus.

Les symptômes de malaise se trouvèrent augmentés parce que le sang était déjà en partie saturé par l'oxyde de carbone.

Le poison fit soudainement sentir son effet ; son action fut sans doute accélérée par l'effort d'une ascension rapide.

« Je me sentis tout à fait mal quand j'atteignis le niveau de 115 toises (= 224m10) de profondeur, et je pensai qu'une goutte d'eau-de-vie pourrait me ranimer. Je pris une petite gourde, mais mes doigts étaient déjà incapables de tout effort et quelqu'un dut dévisser pour moi le bouchon. Chaque chose m'apparut alors comme dans un tourbillon et l'atmosphère me semblait être un brouillard blanc très dense.

« Ceci eut lieu, autant que j'en puis juger, environ à une heure après midi. Assis près de moi se trouvait M. W... et à quelques pied de lui le capitaine R... et Henry C... ; les hommes qui étaient restés tout le temps à 115 toises (= 224m10) de niveau, ou qui n'étaient pas descendus aussi profondément que nous, étaient partis pour remonter à la surface, mais je n'ai plus souvenir de leur départ.

« Un fait curieux c'est que tous nous nous assîmes sans mouvement et sans essayer de nous échapper ; cependant le pied de l'échelle était près de nous, et pas un de nous ne fit aucun effort pour l'atteindre et en franchir même le premier échelon. Nous n'essayâmes pas davantage de faire une dizaine de pas bien qu'ils dussent cependant nous conduire de l'autre côté de la cloison où nous savions qu'il existait un courant de meilleur air. Nous nous assîmes simplement de place en place : M. W... resta sans mouvement comme une statue, capitaine R... d'un autre côté criait et grognait presque tout le temps, tandis que C... bougeait les bras. J'étais parfaitement conscient de tout ceci quoique enraciné sur mon siège. Je ne peux pas dire combien de temps nous restâmes ainsi ; mais machinalement sans doute, par la force de l'habitude, je pris mon carnet de notes. A quelle heure ai-je commencé à écrire, je ne l'ai pas mentionné. Ce sont simplement quelques mots mal griffonnés d'adieu à ma famille... « Je me sens comme endormi, je n'ai aucun mal réel, adieu, adieu ; je me sens comme en rêve... Nous sommes finis ! Non (quelques mots illisibles)...

« L'homme qui vint à notre secours me paraît être arrivé peu de temps après et il nous expliqua que la « cage » (utilisée pour remonter à la surface les hommes malades) était dans les puits. A en juger par mes notes je n'espérais pas que nous serions délivrés.

« Il s'y trouve ces mots : « Pas de souffrance, c'est comme un rêve, et pour le bien des autres. » Les mêmes mots étaient tout le temps répétés.

« M. W. . et le capitaine R..., bien que n'ayant pas perdu connaissance ne peuvent apprécier le temps que cela dura car ils s'imaginent qu'il n'y avait que dix minutes d'écoulées depuis le moment où je leur ai dit : « Remontons » jusqu'au moment où nous revînmes à la surface. En réalité il y avait près de deux heures.

Ce qui prouve que l'engourdissement de mes doigts, enregistré dans mes notes, n'était pas une affaire d'imagination, c'est que je me brûlai au poignet et à la main avec ma lumière tandis que j'étais assis par terre et que je ne m'en étais aucunement aperçu ; c'est un ami qui le soir appela mon attention sur une ampoule qui en était résultée. »

Du récit de l'expérience de M. W... dans la même occasion, on peut citer la description suivante d'un symptôme caracté ristique. « J'avais ma conscience tant que dura l'ascension dans le puits (il fut remonté dans la cage) et je sais qu'en arrivant sur le sol je donnai de cordiales poignées de main à quelques-uns des hommes qui étaient plusieurs fois descendus avec moi pendant la semaine. Mais je ne pouvais pas supporter qu'aucun me dise de faire quoi que ce soit ou me contredise ; je voulais agir à ma guise ; j'insistai et, je le crains, pas de très bonne grâce, pour aller à pied au bureau, et le Dr Miller qui pensait que j'aurais dû me laisser conduire en voiture finit par me dire : Marchez donc, mauvais caractère ! Quand je m'assis au bureau je perdis connaissance encore une fois pendant quinze à vingt minutes. »

Et à en juger par les faits mentionnés, il semble probable que les symptômes décrits par le Dr Le Neve Foster étaient dus plutôt à une défaillance cardiaque, conséquence de l'effort de rapidité pour grimper, le sang étant insuffisamment oxygéné, qu'à l'action directe de l'atmosphère au niveau de laquelle l'expédition était arrivée. M. Miller dans son rapport appuie justement sur cette défaillance cardiaque dont il obtint d'abondantes preuves, et il semble certain que beaucoup plus d'hommes auraient été sauvés d'abord s'ils avaient remonté les échelles lentement. L'ascension rapide semble amener presque un arrêt complet de la circulation, durable quelquefois et souvent se terminant fatalement.

Une des principales conclusions pratiques à tirer du rapport c'est que *tout grand effort est dangereux* quand le sang est en partie saturé d'oxyde de carbone. Il faut faire aussi peu d'efforts que possible pour s'échapper d'une atmosphère contenant de l'oxyde de carbone. Tout le temps gagné par un effort un peu violent est plus que contre-balancé par les effets immédiats produits du côté du cœur, et par l'augmentation du taux d'absorption du gaz à cause des mouvements respiratoires plus profonds et plus fréquents.

Au point de vue du *traitement*, M. Miller insiste pour que le malade reste *étendu* et pour des *injections hypodermiques d'éther* et des *applications externes de chaleur*.

Il faut noter aussi que dans l'asphyxie aiguë par l'oxyde de carbone la respiration s'arrête avant que la défaillance du cœur ne se produise, exactement comme cela arrive pour les noyés et dans ces cas-là la chose la plus essentielle est d'appliquer le plus promptement possible la *respiration artificielle* comme cela fut fait pour M. W... ; et quand un supplément d'*oxygène* est utile, son administration ranimera le malade avec une merveilleuse rapidité.

Observation XXX

Surdité à la suite d'un empoisonnement par CO.

Kayser (Breslau) (*Wien. med. Woch*) n° 41, 1893

La femme E. S... âgée de trente-six ans, a été exposée à l'intoxication oxycarbonée d'une façon indéterminée, dans la nuit du 12 au 13 décembre 1892 dans une chambre d'un établissement où quatre jours auparavant elle avait accouché d'un enfant mort. Le lendemain matin, il fallait forcer la porte pour entrer. On a trouvé dans le même lit la femme S... sans connaissance mais encore vivante et sa fillette de onze ans morte et déjà toute raide. On a porté la femme à l'hôpital où elle n'a repris connaissance qu'après trente-six heures de coma. La première chose que la malade ait ressenti, c'est qu'elle était complètement sourde et était incommodée par un intense sifflement dans les oreilles. La connaissance était encore bien troublée le premier jour. Il y avait de l'excitation psychique et maniaque ; la malade avait des hallucinations de l'ouïe : elle entendait les cloches sonner, les oies crier. Peu à peu l'état s'améliora, mais lorsqu'elle est sortie de l'hôpital après un traitement de quatre semaines, elle avait encore du sifflement et de la surdité. Comme troubles nerveux consécutifs elle n'avait qu'une légère diminution de la vue et la sensation de la pesanteur dans les membres. La malade dit non seulement n'avoir jamais souffert des oreilles mais n'avoir jamais fait une maladie sérieuse. Son mari pendant qu'elle était en traitement à l'hôpital a succombé à la suite de la paralysie progressive. Elle avait eu plusieurs avortements et ses enfants sont tous morts en bas âge sauf sa dernière fillette succombée à la suite de l'empoisonnement oxycarboné.

Lorsque l'auteur l'a vue le 18 janvier 1893 pour la première fois, elle se portait bien si ce n'est les troubles dans les oreilles et le bourdonnement permanent, surtout dans l'oreille droite. L'examen a montré : que les tympans des oreilles étaient normaux, le chuchotement des deux côtés était à peine perçu, même dans le voisinage immédiat des oreilles, les tons graves du diapason se percevaient par l'air, les tons aigus ne l'étaient pas (à partir de C[4]ab), la conductibilité osseuse persiste mais affaiblie ; le diapason mis au vertex est faiblement perçu dans la tête ; le signe de Rinne est positif des deux côtés. La durée de la perception des tons du diapason, par la conductibilité osseuse, est, en comparaison avec les sujets sains, notablement raccourcie, comme l'a démontré l'examen avec la baguette servant à la production des sons. Le cathétérisme se fait bien, et amène une légère diminution du bourdonnement mais point de changement de l'ouïe.

Sur les conseils de l'auteur, la malade fut traitée par la faradisation de la tête. L'ouïe s'améliora de même que les bruits subjectifs disparurent. Ce traitement dura quatre semaines après quoi la malade fut reconnue capable de travailler.

Son état le 27 août 1893 : l'ouïe est très améliorée, le chuchotement est perçu à 0 m. 20 à droite et 0 m. 40 à gauche, le bourdonnement a disparu, les tons aigus du diapason sont perçus faiblement à travers l'air, le signe de Rinne est positif, de même que la durée de la perception est raccourcie du côté droit.

CONCLUSIONS

I. — L'oxyde de carbone est l'agent toxique de la vapeur de charbon ; cet agent se rencontre dans le gaz d'éclairage.

II. — Il peut amener des désordres consistant en troubles de l'appareil moteur, de l'appareil sensitivo-sensoriel, de l'appareil nervo-trophique, de l'appareil vaso-moteur, en troubles intellectuels, des névroses, des troubles génito-urinaires et des névralgies.

III. — L'oxyde de carbone agit sur le sang ; c'est sur l'hémoglobine qu'il porte son action nocive en formant avec cette dernière un composé qui empêche l'oxygène de se fixer sur le globule.

IV. — Les lésions qui produisent les paralysies du mouvement, de la sensibilité, les troubles trophiques et vaso-moteurs, les troubles génito-urinaires et les névralgies, sont peu connues ; dans la plupart des cas, il y a eu guérison ; dans d'autres l'autopsie a été négative ; dans des cas rares on a trouvé des altérations du système nerveux.

V. — Dans la majorité des cas les accidents sont dus à l'altération du liquide sanguin. Le système nerveux ne reçoit plus qu'un sang altéré, incapable de le nourrir suffisamment pour qu'il puisse remplir ses fonctions. — On observe souvent chez les malades un degré prononcé d'anémie ; dans d'autres cas les accidents peuvent être imputés à la névrite ; d'autres fois encore ils relèvent de l'hystérie.

Les troubles trophiques et vaso-moteurs reconnaissent pour cause : soit l'absence prolongée de l'hématose, soit la névrite, soit une lésion primitive du système nerveux, soit une dilatation paralytique des vaisseaux périphériques.

VI. — Le sang intoxiqué présente à l'examen des caractères particuliers et à l'examen spectroscopique un aspect véritablement pathognomonique.

VII. — Les paralysies et névralgies, les troubles trophiques et vaso-moteurs dus à l'oxyde de carbone présentent des caractères qui permettent de remonter à leur cause.

VIII. — Les accidents dus à l'oxyde de carbone peuvent survenir pendant la période asphyxique, ou un certain temps après, ou succéder à l'intoxication chronique.

IX. — Les lésions du mouvement ne sont pas d'emblée généralisées ; elle sont périphériques, nettement localisées, asymétriques, disséminées ; elles ont quelquefois une marche ascendante.

Les lésions de la sensibilité occupent également les extrémités pour s'étendre progressivement vers la racine des membres et le tronc ; elles peuvent être dissociées d'avec les paralysies motrices.

Les névralgies présentent parfois une grande mobilité. Les troubles trophiques et vaso-moteurs sont nettement localisés dans le domaine du système nerveux ; ils sont dépourvus de toute symétrie, disséminés sans cause apparente.

X. — Il s'opère dans les accidents oxycarbonés une dissociation, une sorte d'analyse qui fait que le nerf touché n'est pas atteint dans toutes ses fonctions ; il peut n'y avoir de frappé que l'élément vaso-moteur à l'exclusion de l'élément moteur et de l'élément sensitif ; cette localisation est pathognomonique.

XI. — La durée des accidents est généralement longue. Les troubles vaso-moteurs sont ceux qui disparaissent le plus rapidement. Les troubles sensitifs et surtout les troubles moteurs sont d'une durée longue, ces derniers sont quelquefois incurables.

Le pronostic dans la majorité des cas n'est pas grave ; il l'est d'autant moins que les conditions d'existence permettent au malade de ne plus s'exposer aux vapeurs oxycarbonées.

XII. — Une hygiène rigoureuse peut, dans la vie privée, faire disparaître ces accidents en faisant disparaître leur cause. Dans l'industrie, si le dégagement du gaz oxyde de carbone ne peut être évité, on peut par des précautions rendre les accidents beaucoup plus rares.

XIII — Il serait à souhaiter que la loi pût protéger les ouvriers et hâter ainsi l'assainissement des usines.

XIV. — Le traitement est général et local.

Vu :

LE DOYEN,

LORTET

Vu :

LE PRÉSIDENT DE THÈSE

LÉPINE

Vu et permis d'imprimer :

LE RECTEUR,

G. COMPAYRÉ

INDEX BIBLIOGRAPHIQUE

PORTAL, Observation sur les effets des vapeurs méphitiques sur le corps de l'homme, 1777.

TROJA, Mémoire sur la mort des animaux suffoqués par la vapeur du charbon allumé et sur les moyens pour les rappeler à la vie. 1778.

BOISDUVAL DE CHAUFFEUR, Diss. générale sur les asphyxies et particulièrement sur l'asphyxie par la vapeur du charbon, th. Paris 1830, n° 28.

ORFILA, Secours à donner aux personnes empoisonnées ou asphyxiées, Paris, 1830.

MARYE, de l'asphyxie par la vapeur du charbon, 1837.

TOURDES, Relation medicale des asphyxies occasionnées à Strasbourg par le gaz d'éclairage, Paris, 1841.

LEBLANC, recherches sur la composition de l'air confiné, Ann. de chir. et de physiol., 1842, t. V, p. 19.

CHENOT, note sur l'oxyde de carbone considéré comme poison, Comp. Rend. de l'Ac. des sc. t. XXXVIII, p. 735-830.

PIORRY. Gaz. de hôp., 1851, 12.

FAURE, Des caractères généraux de l'asphyxie et en particulier de l'anesthésie, in. Arch. gén., 5e série, t. VII, 1856.

CL. BERNARD, leçons sur les effets des substances tox. et medicam. Paris 1857.

TOURDES, Du gaz CO comme agent anesthesique. Gaz. de Strasbourg, 1857.

HOPPE-SEYLER, Virch. Arch. Bd. 11, 1857; Bd. 13, p. 104; Bd. 23, Bd 29.

GAUCHET, Un. méd., 1857, n° 19.

LOTHAR-MEYER, de sanguine oxydo carbonico infecto. Diss. inaug. Breslau 1858.

HASSE, Preuss. med. Vereinsztg. II, 1858 (erster Fall von CO glucosurie).

FR. SIEBENHAAR und LEHMANN, die Kohlendunstverg ihre Erkenntniss Verhütung und Behandlung, Dresden, 1858.

SCHWARZ, Organ für die gesammte Heilkunde, 1859.

BAUR. Würtembergisches Correspendenzblatt. 1860, 30.

BROWN-SÉQUARD, recherches expérimentales sur les propriétés physiologiques du sang chargé d'oxygène et du sang chargé d'acide carbonique, in Compt. Rend. de l'Acad. des sciences, 1857. — Du même, recherches expérimentales sur les propriétés physiol. et les usages du sang rouge et du sang noir. In Journal de la phys. de l'homme et des animaux, Paris 1838. — Du même, recherches expérimentales et chimiques sur quelques questions relatives à l'asphyxie. Idem, 1859.

Bourdon, thèse de Paris sur les troubles nerveux consécutifs à l'empoisonnement par CO, 1843.

Traube, Ueber die Wirk. des CO auf Resp. u. Circul. Verhdl. d. Berliner med. Ges. Bd. I, 1864.

Stokes. Philos. Magaz., 1864.

Kuhne, Med. Cbl. 1864, p. 134.

Marten, Visch. f. ger. Med 1864.

Pokrowsky, Virch. Arch. Bd. 30, 1864, und Du Bois Arch. 1866.

Senff, Ueber den Diabetes nach CO Athmung. Inaug. Diss. Dorpat 1865.

Leudet, Recherches sur les troubles des nerfs périphériques et surtout vaso-moteurs consécutifs à l'asphyxie par CO, Arch. de méd., mai 1865, t. V, p. 573.

Klebs, Virch. Arch. Bd. 32, 1865, p. 497.

H. **Eulenberg**, Die Lehre von den schaedlichen und giftigen Gasen. Braunschweig, 1865.

Scheidemann, Visch. f. ger. Med., 1866.

Gréhant, Gaz. hebdom. de méd., avril 1866. — Journ. de chim. méd. 1870. — Gaz. des hôp., 1877 — Gaz. méd., 1878, nº 36.

H. **Friedberg**, Die Verg. durch Kohlendunst, Berlin 1866.

Poleck, Die chem. Natur der Minengase und ihre Beziehung zur Minenkrankheit, Berlin 1867.

A. **Gamgey**, Journ. of Anat. and Physiol. vol. II. 1867.

Kirchhoffer, Ueber Verg. mit Leuchtgas, Herisau 1868.

W. **Preyer**, Die Blutkrystalle. Iéna 1871.

Veltkamp, Ueber Ausmittelung des CO im Blute. Inaug. Diss. Grefswald 1874.

A. **Jaederholm**, Norsk. med. Ark. 1874. — Die ger. med. Diagnose der Kohlendunstverg. Berlin, 1876.

Jacobs, Verg. durch. Leuchtgass nach eigenen Biobachtungen und den Erfahrungen deutscher und englischer Aertzte, Koeln 1875.

Huhnefeld, Blutproben vor Gericht und das CO. — Blut. Leipzig 1875.

Quételet, Ann. d'hyg. publ. 1875.

Bochefontaine et Courty, Gaz. de Paris, 1875, nº 50.

Evers, Minenkrankheit, Deutsch. militar arztliche Ztschr. 1875.

Liman, Md. Cbl. 1876, Nr 20.

Wesche, Vjschr. f. ger. Med. Bd. 25, 1876.

Borzyskowsky, Die chron. CO. Verg. Inaug. Diss. Greifswald, 1877.

Fehling, Arch. f. Gynaek. Bd. 11, 1877.

Vagel, Chem. Ber. Jg. X, 1877 und Jg. XI, 1878.

Prahl, Vjschr. f. gir. Med. Bd XXIX, 1878.

Vodor, Vjschr f. oeffentliche Gesundheitspflege Bd XII, 1880. — Bd. XIII, 1881. — Pester med. chir. Presse, Jg. XVI. — Wien. med. Presse, Jg. XXI.

Bourru, névralgies causées par un empoisonnement par les gaz du charbon, in Arch. de méd., novembre 1877.

Vulpian, Leçons sur les nerfs vaso-moteurs, 1874-1875.

Kuhlmann, De l'éclairage et du chauffage par le gaz au point de vue de l'hygiène. In Associat. française pour l'avancement des sciences, Congrès de Lille, 1874.

LAYET, Hygiène des professions et des industries, Paris. 1875. — Des accidents causés par la pénétration souterraine du gaz d'éclairage dans les habitations, in Revue d'hygiène et de police sanitaire, t. II, p. 160, 1880. — Le gaz d'éclairage devant l'hygiène, communication au Congrès de Turin, IX, 1880. Gaz d'éclairage, in Dict. encyclop. des sc. méd.

COULIER, Art. Charbon, in Dict. encyclop. des sc. méd. — Art. chauffage, loc. cit.

BOUTMY, Le poêle américain et ses dangers, Ann. d'hyg. publ. et de méd. lég., n° 18, juin 1880.

BOYER, In France méd. 1880-94-97.

DEVAISINS, Étude médico-légale sur les conditions diverses dans lesquelles peut se produire l'asphyxie par la vapeur de charbon, th. Paris, 1881.

VALLIN, Du danger des poêles mobiles, Ann. d'hyg. publ. et de méd. légale, 1880.

BIEFEL et POLECK, Ztschr. f. Biol. Bd XVI, 1880.

LEBON. Recherches expérimentales sur l'influence de l'oxyde de carbone contenu dans la fumée du tabac, France médicale, p. 364, 1880.

BARTHÉLEMY et MAGNAN, Intoxication par la vapeur du charbon, Ann. d'hyg publ. et de méd. légale, XI, 1881.

GRUBER, Wien. Akad. Sitz-Ber Jg., 1881.

KAHLER, Prag. med. Woch., 1881, n° 48 (glycosurie).

KREIS. Pflüger Arch. Bd 26, 1881.

RENDU, Intoxication par les vapeurs du charbon. Un. méd., 1882.

MOLLIET, Intoxication chronique par l'oxyde de carbone, thèse de Paris, 1882.

COMBY, Asphyxie par les vapeurs de charbon. Cécité et hémiplégie droite. Guérison, France méd., 1882.

JAKSCH. Prag. med. Woch., 1882 (glycosurie).

PIETZ, Ueber Verg durch. Producte der unvollstandigen Verbrennung, speciell durch CO, Diss. Inaug Hall, 1882.

SIMON, Des paralysies, névralgies, troubles trophiques et vaso-moteurs survenant sous l'influence de l'intoxication par CO, thèse de Paris, 1883.

LANCEREAUX, Leçons de clinique médicale.

LEUDET. Notes sur quelques accidents provoqués par l'asphyxie par les vapeurs de charbon, Bulletin de l'Acad. de médecine, 1883.

PLANTEAU, Contribution à l'étude des troubles nerveux, moteurs, sensitifs et trophiques consécutifs à l'asphyxie par les vapeurs de charbon, thèse de Bordeaux, 1883.

ARNOZAN et DALEIDET, névrites à la suite de l'empoisonnement par l'oxyde de carbone, Journal de méd. de Bordeaux, 1883.

EMMINGHAUS, Neurol. Cbl. 1883, n° 5 (faradische Unerregbarneit der Nn phrenici durch CO).

SIMON, Arch f. Psychiatrie Bd 1 Hirnerweichung durch CO.

GNAUCK, Charité-Annales, Bd 8, 1883 (Verrücktheit; Erweichung im Streifenhügel, Linsenkern u. inderer Kapsel nach CO).

LOUIS BOUCHET, Perte de souvenir due à l'oxyde de carbone et portant sur des faits antérieurs à l'intoxication chez une épileptique mélancolique. France médicale, avril 1884.

SCHREIBER Berl. kl. Woch., 1884 (Kochsalzinfusion bei CO).
MIKULICZ, Bedeutung der Bluttransfusion und Kochsalzinfusion, Wien. Klink, 1884, Heft 7.
ALBERTI, Deutsch. Zeitschr. f. Chirurgie, 1884, 6.
WILLIAM T. BULL, New-York med. Rev. 1884, janvier.
ROUILLARD, Essai sur les amnésies principalement au point de vue étiologique, thèse de Paris, 1885
BRUNEAU, Empoisonnement par le gaz d'éclairage, th. de Paris, 1885.
ANDRIEU, Intoxication par la vapeur de charbon, hémiplégie consécutive, Aphasie, guérison rapide, Gaz. médicale d'Amiens, mars 1885.
BRISSAUD, Les paralysies toxiques, Th. d'agrégation, 1886.
POELCHEN, Berl. klin. Woch. 26 juin 1882 (Zur ætiologie der Gehirnerweichung).
HALSTED, Réinfusion du sang extrait par la saignée dans l'empoisonnement par CO, Medical News, 8 déc. 1883.
FALK, Sur un cas d'empoisonnement par CO, Virtelj. f. ger, Med. avril 1884.
GEORGE GIVEN, Asphyxie par la vapeur de charbon, Brit. med. Journ, janv. 1882.
RICHARDSON, On diabetes from carbonic oxide, Lancet, sept. 1874.
KNAPP, Arch. f. Augenheilkunde, sept. 1880.
ST V. ZALESKI Ztschr f. physiol. Chem. Bd 9, 1885, und Arch. f. exp. Path. Bd 20 (déc. 1885. aus dem. pharmakol Inst. zu Dorpat).
GIUSEPPE MUSSO, Rivista clinica 1885, agosto (Pseudoparalysie durch CO).
FRANZ LUSSEM, Exp. Studien über die verg. durch CO, Methan und Aethylen, Inaug. Diss. Berlin 1885.
REID, Indian med. Gaz. 1885 (5 Faelle von Kohlendunst).
J. MILLAR, Lancet 1885 (2 Faelle).
GROSS, Contribution à l'étude de l'intoxication oxycarbonée. Th. de Berlin, 1886.
CACARRIÉ, Essai sur les amnésies toxiques, th. de Paris, 1887.
MURO, Contributione alla casuistica della intoxicatione carbonica, considerazioni sulla natura et la cura de essagiora internaz et scienc. medic. p. 1020-1030 Napoli, 1887.
GRIMODIE, Contribution à l'étude de la pathogénie des névrites périphériques, thèse de Paris, 1887.
GAETANO GAGLIO, Arch. exp. P. Bd 22, 1887.
GAUTIER, Asphyxie par le charbon ; inhalat. d'O, guérison, Revue de la Suisse romande.
GUILHEM et FRÉBAULT, Rapport sur un cas d'empoisonnement par l'oxyde de carbone, Gaz. des hôpitaux de Toulouse, déc. 1888.
CADET DE GASSICOURT, Empoisonnement d'un enfant de vingt-neuf jours par CO. Journ. de méd. de Paris, juin 1888.
LEYDEN, Intoxication par l'oxyde de carbone, transfusion du sang, guérison, Société de médecine, 5 nov. 1888.
GUTTMANN, Intoxication par CO, Soc. de méd. interne de Berlin, 19 déc 1888.
G. POUCHET, Intoxication accidentelle par l'oxyde de carbone, Ann. d'hygiène publ. et de médecine légale, 1888.
GRÉHANT, Sur les accidents produits par CO, Acad. des sc. 28 janvier 1888.
G. SCHEIDING, Leuchtgasverg, und Fermentintoxicationen Vergl. Heinecke, v. 11. Jbt. 1888, Bd 1.

POELCHEN, Virch. Arch. Bd 112, 1888 (12 Faelle von Gehirnerweichung zusammengestellt.

MONDON, Études sur quelques faits relatifs à l'empoisonnement par l'oxyde de carbone, thèse de Paris, 1889.

MARTIN, Le chauffage par les poêles mobiles, Gaz. hebdomadaire, 1889.

BRIAND, Note pour servir à l'histoire des amnésies toxiques produites par l'oxyde de carbone. Ann. d'hygiène et de médecine légale, 1889

OGIER et SOCQUET, Cas d'intoxication par l'oxyde de carbone. Ann. d'hyg. publ. et de méd. lég. 1889.

JACOBY, Paralysie périphérique due à un empoisonnement par l'oxyde de carbone, New-York Neurolog. Soc., juin 1889.

GROSSLAND, Empoisonnement par l'oxyde de carbone, New-York medical Journal, 1889.

LINOSSIER. Contribution à l'étude de l'intoxication oxycarbonée, Lyon médical, n° 28, 1889.

PETER, De l'asphyxie par la vapeur de charbon, congestion, paralysie, traitement, Gaz. des hôp., 1889.

CLAVELAND, Case of poisonning by water gaz, with new method of treatment, Boston Journ. 1889.

CHARCOT, Abasie à forme trépidante à la suite de l'intoxication par l'oxyde de carbone, Bull. méd. 1889.

Discussion à l'Académie de médecine, février, mars, avril 1889. MM. Lancereaux, Brouardel, Vallin, Leroy de Méricourt, Dujardin-Beaumetz, Laborde.

LANCEREAUX, L'empoisonnement oxycarboné par les poêles mobiles, Gaz. des hôp., 1er janvier 1889.

BRIAND, Deux cas d'anémie par CO, Ann. d'hyg. publiq. et de méd. légale, avril 1889.

BORSARI. Un cas d'empoisonnement par le charbon avec paralysie du trijumeau, Riforma med., 8 mars 1889.

LYTTEN, Intoxication par CO avec paralysie des membres supérieurs, Berlin. Klin. Woch., 28 janvier 1889.

RAFFEGEAU, Sur un cas de démence consécutive à l'intoxication oxycarbonée, Soc. med. psych. 25 février 1889.

E. BECKER, Deutsch. med. Woch., nos 26, 27 janvier 1889. – Zusammenstellung der Nachkrankheiten, eigene Beobacht.

ALFRED WETGEL, Verh. d. physic. med. Ges. zu Würzbourg. N.F. Bd 23, 1889, und Diss. Würzbourg, 1889.

TH. DRIESSEN, Ueber die Einwirk wiederhalter CO, Verg. auf die Blutkœrperchen. Inaug. Diss. Würzburg 1889.

BOULLOCHE, Des paralysies consécutives à l'empoisonnement par la vapeur de charbon, Archives de neurologie, 1890.

GREIFF, Intoxication par l'oxyde de carbone dans la distillation du goudron (CO) in Steinkshleuthierretorten. Vjschr. f. ger. Med. Bd 52, 1890.

RUBNER, Arch. f. Hygiene, Bd 10, 1890.

KATAGAMA, Virch. Arch. Bd. 44.

PH KLADAKIS, Ueber die Einwirkung des Leuchtgases auf die Lebensthætigkeit der Mikroorganismen. Inaug. Diss. Tübingen, 1890.

REUSS, Les cuisines des restaurants parisiens, Annal. d'hyg. publiq. et de méd. légale, 1890.

CHANTEMESSE, Le chauffage des habitations. An. d'hygiène publ. et de méd. légale, 1890.

LAVERAN, Asphyxie par la vapeur de charbon. — Emphysème sous-cutané, Soc. méd. des hôpitaux, 1890.

LANDE, Empoisonnement par CO, Journ. de med. Bordeaux, 29 juin, 1890.

STEVENSON, Empoisonnement par CO, Guy's hosp. Rep. XLVI, 1890.

VIBERT. Diagnostic médico-légal par CO, La Médecine moderne, 16 mai 1890.

CHERBULIEZ, Etude spectro-photométrique du sang oxycarboné, applications médico-légales, An. d'hyg. publ. et de méd. légale, 1891.

DUPONCHEL. Tentative d'asphyxie par les vapeurs de charbon emphysème sous-cutané et hémiplégie hystérique consécutifs Gazette hebdomadaire, 1889.

RENDU. Troubles trophiques liés à l'asphyxie par la vapeur de charbon, Un. médicale, 1891.

LAMIC, Contribution à l'étude de l'intoxication oxycarbonée, th. de Bordeaux, 1891.

RENDU, Asphyxie par la vapeur de charbon, Semaine médicale, 1891..

SCHEFEL, Beitrage zur Kenntniss der CO, Verg. Inaug. Diss. Kiel, 1891.

SCHWERIN, Berl. Klin. Woch., 1891, n° 45, die peripheren Lœhmungen sollen Drücklœhmungen sein.

CRAMER, Cbl. f. algem. Path. u. path. Anat. Bd 2, 1891.

MC. CORMICK, Med. News, 9 mai 1891 (CO verg. durch. einen gasolinofen).

MAULWURF. Wien. Klin. Woch. 1891, n° 10. CO verg. durch Offenklappe: Tod einer Person in stehender stellung, bei 2 anderen in sitzender.

BR. HAMILTON, Lancet, 20 novembre 1891.

GNANT, 2 fælle von CO vergiftung bei Kindern, Münchener Abhandlungen, n 16, 1891.

GRÉHANT, Compt. rend. Bd 43, 1891, Nachweis sehr. klinen Mengen von CO in der Luft.

DRESER, Arch. f. exp. P. Bd 25, 1891.

AUG. KOREN, Norsk. Magazin, 1891.

BUDDE, V.-H. Bbl. 1891, Bd 1, Leuchtgasverg.

BROUARDEL, Symptômes de l'intoxication oxycarbonées, Ann. de méd., 1892.

QUINQUAND, Intoxication par l'oxyde de carbone, An. de médecine, 1892.

DUFOURNIER, Pneumonie droite sans réaction fébrile à la suite de l'intoxication par l'oxyde de carbone, Gazette des hôpitaux, 1892.

DACOSTA, Six cas d'empoisonnement par l'oxyde de carbone, Medic. News, 1892.

FALLOT, Note sur un cas d'amnésie rétrograde consécutive à l'intoxication par l'oxyde de carbone, Ann. d'hyg. publique et de médecine légale, 1892.

RUATA ALBINO, Délire, hallucination aiguë due à l'intoxication oxycarbonique, Gazetta medica de Torino, 1892.

VOSS, De la tétanie d'intoxication par l'oxyde de carbone, Deutsch. med. Woch., 1892.

JUL. GEPPERT, Deutsch. med. Woch n° 19...

Arari, Ztschr. f. phys. Chem. Bd. 16, 1892 (Bildung von Glycose und Milchsaeure bei O[1] Mangel); Etwa 130 weitere Arbeiten finden sich aufgezahlt bei Koppel, loc. cit ,p. 120-136. Eine Zusammenstellung der Casuistik findet sich von Seidel bei Maschka, loc. cit. p. 338. Eine Faelle interessanten casuistischen eigenen Materiales theilt Casper-Liman Bd. 2, p. 604-627 seines Handbuches mit.

Gréhant, Loi de l'absorption de CO par le sang d'un mammifère vivant, Ac. de sciences, 8 mars 1892 et Soc. de biol. 20 février 1892.

De Saint-Martin, Sur le mode d'élimination de CO, Ac. des Sc. 14 novembre 1893.

Petrowsky, Pendant combien de temps peut-on retrouver CO dans le sang après l'empoisonnement. Soc. de biol., 22 avril 1893.

Bruneau, De l'intoxication par CO et particulièrement de l'Anat. pathol. et des signes de l'intoxication, Th. de Paris, 1893.

Bertin, Sans et **Moitissier**. Action de l'oxyde de carbone sur l'hématine réduite et sur l'hemochromogène. Ac. des Sc. 13 novembre 1893.

Gréhant, Recherche de la proportion de CO qui peut être contenue dans l'air confiné à l'aide d'un oiseau employé comme réactif physiologique, Ac. des Sc. 6 février 1893, t. CXVI.

De Saint-Martin, Sur le mode d'élimination de CO, ibid.

Illing, Hemianopsie bei CO. Allgem Wien. medic. Zeit. 1873, n° 23-25. Koch. Transt). Zur Encephalomalacie nach Kohlenoxydvergiftung. Virch. Arch. 1892.

Garofalo (Alfredo), Richerche esperimentali sulla glycosuria per ossido di carbonio e gas illuminante, Virch. Arch. 1893, I.

Pouchet, Affaire Goettlinger et Riat, intoxication accidentelle par CO, Ann. d'hyg. publ. XX, p. 361.

Ory E., Danger des tuyaux de cheminées en poterie. Note sur un cas d'asphyxie chronique dans une chambre sans feu. Rev. d'hyg 1886, page 1014-1017.

Hofmann (Wien). Ueber Kohlenoxydvergiftung Wien allgem. med. Zt.

Chlumlky Empoisonnement mortel par les vapeurs de charbon, poêle, Viertelj f. ger Med. t. p. 321, avril 1897. — Mort dans une atmosphère d'oxyde de carbone et mort au sortir de cette atmosphère par empoisonnement carbonique secondaire, Ibid.

Ernst Becker, Empoisonnement par CO, Ibid. V. p. 113 et 136.

Kaiser, Un cas de surdité (Taubheit) à la suite d'intoxication par CO, Wien. med. Woch 1889, n° 41.

E. Becker. Sclérose en plaques consécutive à l'intoxication par CO, Deutsch med. Woch n° 24, p. 574. 189.

F. Becker, Die Kohlenoxydgasvergiftung und die zur deren verhutung geegneten sanitaetspolizeilichen Maassregeln. Virtj. f. ger Med. u. oeffentlich Senitats Iahrb Virch. I. 1893.

Gnant, Gottlieb Munchen. Abandlung n° 16.

Posselt (A), Ein Fall von Kohlendunstvergiftung. Wien Klin. Woch, n° 4, p. 364. 1893.

Brouardel, Sur l'intoxication rapide par CO des briquettes employées pour le chauffage des voitures.

Ballet, De l'Ac. séance du 16 janvier, 1894, p. 76.

Gordon Max, Beitrage zur Kochsalzinfusion bei Vergiftungen Deutsch. med. Woch. n° 12, s. 275, 1894.

OTTON (Hans), Ueber den Glycogengehalt der Leber nach Kohlenoxydgas vergiftung, Iahresb. Wirch. I, 1894.
MARTEN GEORG (Zurich), Beitræge zur Kenntniss der Kohlenoxydgasvergiftung, Virch. Arch. Bd. 136.
MOISSAN, Intoxication oxy-carbonique, Bullet. Acad méd. 13 mars 1894.
ROCHARD (J.), Les intoxications et CO, Union méd., 13 février 1894
MOTET, Intoxicat par CO, Ann. d'hyg., mars 1894.
RICHARDIÈRE, De l'empoisonnement par CO. Gaz. des hôp 8 septembre 1894.
PÉROCHAUD, Hémiplégie causée par l'empoisonnement par CO, Gaz. méd., Nantes, 12 octobre 1894.
TRENEL, De quelques symptômes consécutifs à l'intoxication aiguë par CO, Gaz. hebdomad., Paris, 27 août, n° 30-32.
VIALETTES, Accidents consécutifs à l'intoxication par CO, thèse de Paris, 1895.
MATHIEU, Troubles trophiques dans l'intoxication aiguë par CO, Gaz. des hôp.. 21 juillet 1895.
RICHTER, Diagnostic de l'empoisonnement par CO et par le gaz d'éclairage, Wien. klin. Woch., 14 août 1895.
BRODIER, Empoisonnement par CO, injection intra-veineuse du sérum artificiel, guérison, Médecine moderne, 13 juin 1896.
GRÉHANT, Sur le traitement de l'empoisonnement par CO, Soc. de biol., 15 février 1896.
THOMSEN, Démence aiguë dans l'empoisonnement par CO, Berl. klin. Woch. 13 août 1889.
FINKELSTEIN, Démence aiguë, Jahrb. f. Psch. s. 116, 1896.
SCOTT (Alex.), Des convulsions tétaniques, Démence, Lancet, 25 janvier 1896.
BEHR (Riga), Ein Fall von Hysterie im Anschluss an Leuchtgasvergiftung Wien. med. Woch., n° 40, 1896.
ITZIGSOHN (Neurose) Virch. Arch Bd 14.
EMMERT, Cas médico-légal d'intoxicat. par CO, Correspondenz-Blatt f. Schweizer Aertzte n° 17. 1er février 1887.
WILD, Deux cas d'empoisonnement par CO, Correspond. Blatt. f. Schweiz Aertzte, 15 février 1895.
BROUARDEL, DESGOUTS ET OGIER, Un empoisonnement par CO, Ann. d'hyg. publ., avril 1894. p 376 et 459.
ÉDOUARD RICHTER, L'empoisonnement par CO injecté dans la cavité abdom., Deutsch. med. Woch. n° 35, 1895.
HILBERT (Rich.), Xanthopsie nach Kohlendunstverg. Iahrb. W. janv. 1896.
JONES, Empoisonnement par CO, Brit. med. Journ., 14 février 1896; Discussion à la Brit. Assoc. sur l'empoisonnement par le charbon. ibid.
STRAUB, De la glycosurie dans l'empoisonnement par CO, Arch. f. exp. Path. XXXVIII, p. 139, 1897.
LANDÉ, Empoisonnement par l'oxyde de carbone, Journ. méd. Bordeaux, 20 décembre 1897.
VIENNE ET TROUCHAUD, Un cas d'intoxication massive CO traité par la saignée et l'injection du sérum artificiel (de Hayem), Nord méd., 14 avril 1897.
AUDRY, Intoxication par CO, atrophie de la papille, Lyon méd. 21 mars 1897.

ZIELER. Les suites de l'empoisonnement par le gaz d'éclairage, en particulier de la leptoméningite séreuse, thèse de Halle.
VON JANSEH, Intoxication oxycarbonée aiguë, Prag. med. Woch. 21 septembre 1897.
KOBERT (Budalf). Zehrbuch der Intoxication, Stuttgart, 1893.
BROUARDEL, Les asphyxies par les gaz, les vapeurs et les anesthésiques. Paris, 1896.
ARNOULD, Nouveaux éléments d'hygiène, 1895, Paris.
JULES ROCHARD, Encyclopédie d'hygiène et de médecine publique, Paris, 1890.
MILLER ET FOSTER, The Brit. med. Journ., 2 juillet 1898.

TABLE DES MATIÈRES

A. Storck et Cie Imprimeurs-Éditeurs 78, rue de l'Hôtel-de-Ville, Lyon

www.ingramcontent.com/pod-product-compliance
Ingram Content Group UK Ltd.
Pitfield, Milton Keynes, MK11 3LW, UK
UKHW020257180726
13839UKWH00001B/329

9 782329 572611